동경대병   서음 전수

무릎 통증은
뜸을 뜨면 사라진다!

동경대의학부 부속병원 침구부문 주임

가스야 다이치(粕谷大智)

이주관(한의사) 이진원 옮김

청홍

'뜸의 힘'을

뜸이라고 하면 아직까지도 뜨겁고 무서운 것으로만 생각하는 사람이 있겠지만, 최근 시중에서 구입할 수 있는 뜸 제품은 대부분 다루기가 쉽고 매우 안전하게 만들어졌다.

게다가 뜸은 무릎 통증에 믿을 수 없을 만큼 빠른 효능을 발휘한다. 혈자리에 뜸을 놓으면, 땅을 디딜 때의 고통, 일어설 때의 욱신거림, 뒷 무릎이 저리거나 잘 구부러지지 않는 등의 위화감 등 통증으로 굳은 무릎을 부드럽게 풀어주고 움직일 수 있게 해준다. 그리고 뜸의 열감은 뇌로 전달, 통증을 마비시키는 도파민 등의 물질을 분비하기 때문에 어느 샌가 끈질기게 따라다니던 아픔이 가라앉게 된다.

초보자라도 간단하게 사용할 수 있는 '쑥뜸'을 활용해, 여러분도 오늘부터 당장 이 책과 함께 '자가뜸'으로 무릎 통증을 치유해 나가자!

여러분은 모른다!

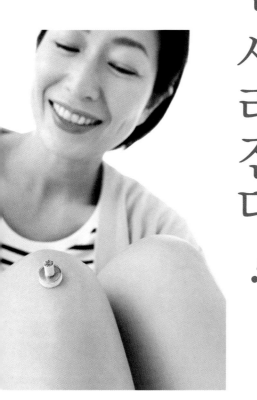

무릎 통증은
뜸을 뜨면 사라진다!

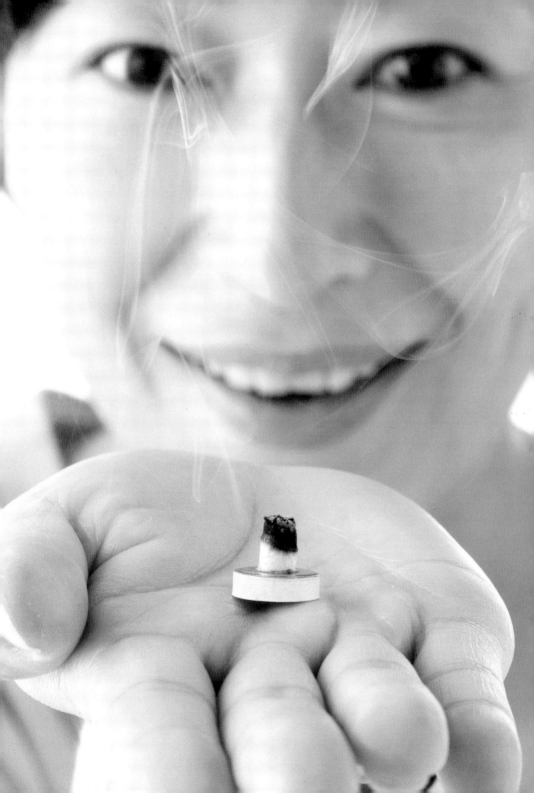

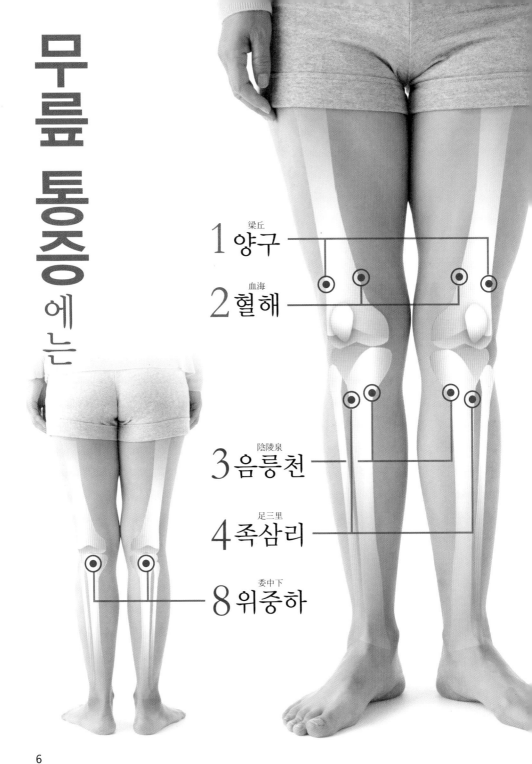

무릎 통증에는

1 양구 梁丘

2 혈해 血海

3 음릉천 陰陵泉

4 족삼리 足三里

8 위중하 委中下

효과적!

이 기적의 8혈자리가

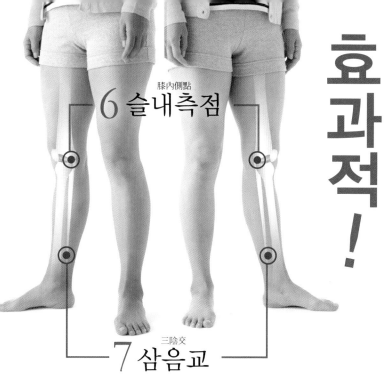

膝内側點
6 슬내측점

三陰交
7 삼음교

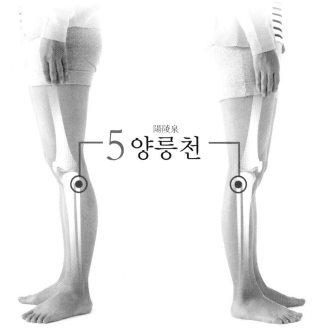

陽陵泉
5 양릉천

혈자리 찾는 방법은 61쪽으로! ➡

"우리는 괴로운 무릎 통증을 뜸으로 다스렸습니다"

체험자 사례보고

병원을 다녀도, 자기 나름대로 치료를 해도 나아지지 않고 집요하게 따라다녔던 무릎 통증이다. 그런데 무릎에 뜸을 놓았더니 정말 놀라운 결과가!

거짓말처럼 무릎이 가벼워지고 일어서기도 걷기도 앉기도 편해졌다! 이렇게 말하는 4명의 체험자에게 실제로 경험한 이야기를 들어보았다.

사례 1

"뜸을 뜨자 무릎이 곧게 펴지고 자세가 좋아졌어요"

동경, 스즈키 사토코(83세)

15년 전부터 왼쪽 무릎이, 그리고 3년 전부터는 두 무릎이 모두 안 좋아져 일상생활이 정말 힘들었습니다. 가만히 있어도 아프고, 움직일 때는 무릎을 의식적으로 신경쓰다보니 자세가 안 좋아져 요통과 어깨 결림까지 생겼

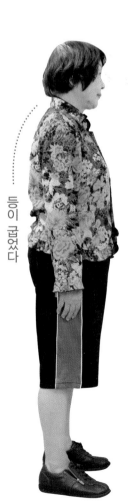

등이 굽었다

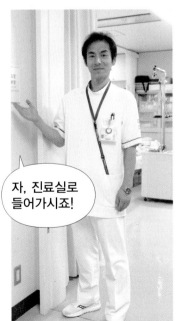

자, 진료실로 들어가시죠!

습니다. 정형외과에서 처방 받은 진통제를 먹으면 부작용으로 온몸이 가렵고 위(胃)의 통증을 느껴 복용할 수가 없었습니다.

그런데 3년 전 침구 치료를 시작했는데, 한두 번 만에 통증이 가라앉아 정말로 기뻤습니다! 집에서도 매일 혈자리를 찾아 6곳에 뜸을 뜨는데 무릎

주위가 가벼워지고 움직임이 부드러워 무릎을 펴고 걸을 수 있게 되었습니다. 새우등과 나쁜 자세가 바로 잡혀 1개월 만에 정상적인 생활을 할 수 있게 되었고, 3개월째에는 산책도 시작했습니다. 매일같이 뜸과 스트레칭, 근육 트레이닝을 잊지 않고 지속적으로 실행하고 있습니다.

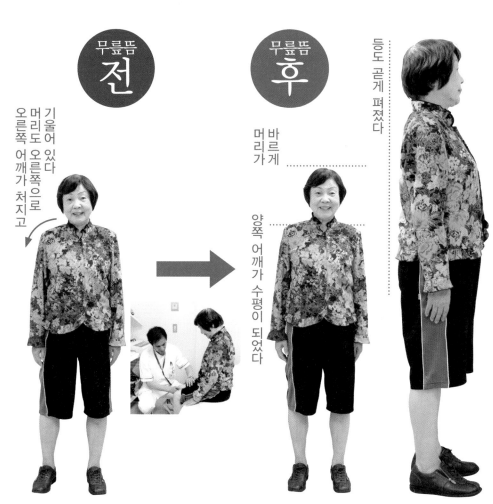

무릎뜸 전

기울어 있다

머리도 오른쪽으로

오른쪽 어깨가 처지고

무릎뜸 후

머리가 바르게

양쪽 어깨가 수평이 되었다

등도 곧게 펴졌다

"근처 한의원에서 뜸 치료를 받았는데, 무릎의 통증이 사라지고 물이 차지 않게 되었어요"

동경, 츠노다 카즈코(76세)

테이블 모서리에 무릎을 부딪친 이후로 왼쪽 무릎에 물이 차는 바람에 정형외과에서 물을 빼내고 히알루론산(hyaluronic acid) 주사를 맞게 되었습니다. 이 치료를 주 1회, 1년 동안 계속 받았지만, 줄곧 물이 차고 통증도 나아지지 않았습니다. 그래서 지인의 추천으로 근처 한의원에 다니며 침과 함께 무릎 부위 4곳에 뜸 치료를 받았습니다. 그랬더니 무릎 주변이 따뜻해져 순환이 잘 되어서인지, 굳었던 무릎이 움직여지기 시작했습니다. 단 두 번의 치료로 다리가 곧게 펴지고 걷는 데도 큰 불편을 느끼지 않게 되었답니다. 더 이상 물도 차지 않고, 지금은 한의원에서 치료를 계속하며 매일 7천 보 정도를 걷고 있습니다.

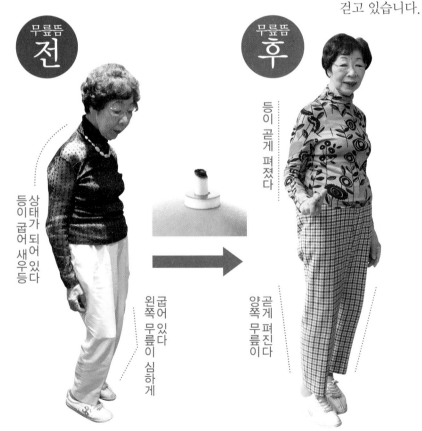

무릎뜸 전

무릎뜸 후

상태가 되어 새우등
등이 굽어 있는

등이 곧게 펴졌다

굽어 있다
왼쪽 무릎이 심하게

곧게 펴진다
양쪽 무릎이

사례 3

"집에서 나가기를 꺼려했었는데, 노래방을 찾아 손녀딸과 나란히 서서 열창을 할 수 있게 되었습니다"

동경, 야마구치 기미요(75세)

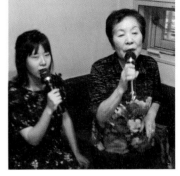

8년 전부터 악화되더니 결국 걸을 때 무릎 통증을 느끼게 되었습니다. 잠을 자는데도 후끈후끈 열이 나고 통증에 시달리던 차에 친구의 소개로 침구 치료를 접하게 되었습니다. 뜸 치료를 받자 무릎이 따뜻해지고 기분이 좋았습니다. 그래서 집에서도 뜸을 뜨게 되었고 1주일 정도 지나자 무릎이 편해졌습니다. 지금은 노래방을 찾아 손녀딸과 나란히 서서 열창을 할 정도로 아주 좋아졌습니다. 이틀에 한 번, 직접 뜸을 뜨고 있는데, 아침에 일어났을 때 무릎 부위가 가볍게 느껴져 정말로 기분이 좋습니다.

사례 4

"뜸 치료를 시작하고 8일이 지나자 무릎의 통증이 완전히 사라지고 집안일을 편하게 할 수 있었습니다!"

사이타마현, 우에다 미호코(69세)

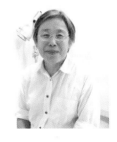

오랜 시간, 아픈 아버지를 돌보는 사이 나 자신의 무릎 통증이 악화되어 계단을 오르기가 힘들어졌습니다. 한 계단씩 난간을 잡고 오르내려야 하는 상태까지 이르렀습니다. 움직이기 시작하면 어김없이 찾아오는 무릎 통증으로 정말 힘든 시간을 보내야 했습니다. 그런데 지인의 권유로 뜸 치료를 시작했고, 바로 효과를 경험해 혼자서도 매일 뜸을 뜨게 되었습니다. 그리고 뜸을 뜨고 8일이 지나자 집안일을 할 때 무릎 통증을 느끼지 않게 되었습니다. 지금은 무릎 통증을 의식하지 않고 계단을 오르내릴 수 있을 정도로 호전되었습니다. 게다가 밤에 뜸을 뜨면 숙면에도 도움이 된답니다.

자가뜸 = 무릎 통증을 좀더 편하게! + 가스야[粕谷]식 무릎 관리법

1 무릎 관리법
경직 풀어주기
무릎 주변의 경직을 풀어준다

무릎뼈를 움직이기만
하면 OK!

2 무릎 관리법
조력근 만들기
무릎을 도와주는 근육을 만든다

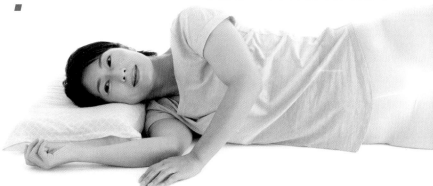

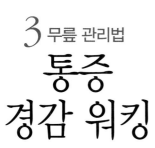

3 무릎 관리법

통증 경감 워킹

걸으면서 무릎의 통증을 줄인다

뒤꿈치부터 디디고 발바닥 안쪽에 중심을 싣는다!

한쪽 다리를 들어올리기만 하면 OK!

무릎 관리법의 상세 내용은 87쪽으로!

"따뜻한 열감이 기분 좋다!"
'자가뜸'이므로
누구나 지속할 수 있다!

"뜸을 뜨면 그 열기가 아픈 무릎을 따뜻하게 하고, 점점 통증을 가라앉게 해 주어……."

무릎 주변의 혈자리에 뜸을 뜬 사람들은 대부분 이와 비슷한 느낌을 털어놓는다. 밤에 뜸을 뜨면 잠들 때까지 온기가 지속되어 숙면할 수 있을 뿐 아니라, 다음날 아침에도 몸이 가볍게 느껴진다. 기분이 좋으므로 자연히 무리하지 않고도 '자가뜸[自宅灸]'을 계속할 수 있다. 뜸이 습관화되면 굳었던 무릎관절이 부드러워지고 움직이기도 편하다. 움직이면 움직일수록 무릎은 가벼워지고 통증이 사라진다. '따뜻하게 하여 움직이게 한다'라는 누구나 간단히 할 수 있는 자가뜸의 습관이야말로 오래 세월에 걸쳐 시달려온 무릎 통증과 이별할 수 있는 방법인 것이다.

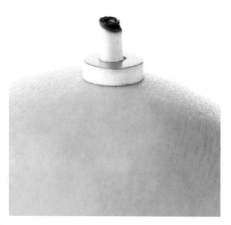

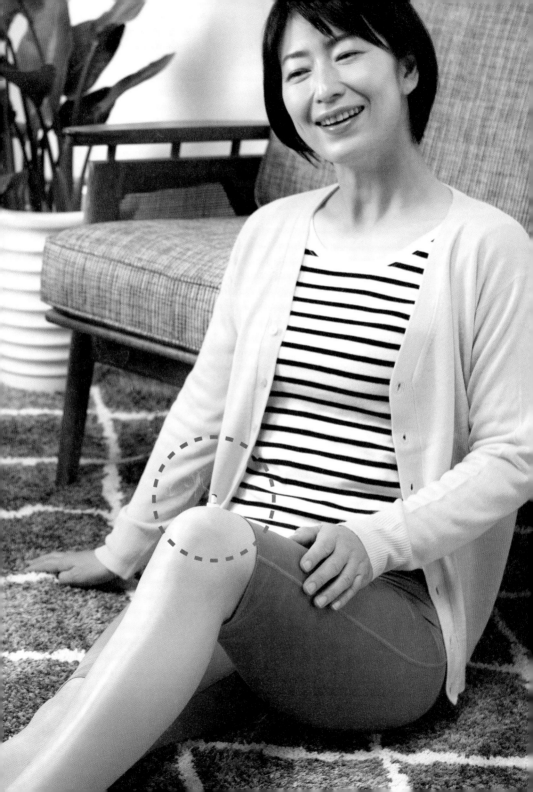

'자가뜸'은 무릎 통증에 시달리는 사람들의 인생에 다시 빛을 되찾아 준다!

변형성무릎관절증으로 인해 통증에 시달리는 사람이 빠르게 증가하고 있다. 그런 상황 속에서 나는 치료 현장과 강연회 등에서 다음과 같이 말하곤 한다.

"변형이 생겨도 아프지 않을 수 있고, 아프지 않게 할 수도 있습니다."

이것은 무릎 통증에 시달리는 사람들에게 참으로 반가운 소식이 아닐 수 없다.

그럼 어떻게 하면 무릎의 통증에서 벗어날 수 있을까?

일반적으로 사람들은 무릎에 통증을 느끼면 그 부위를 보호하려 긴장을 하기 때문에 주변의 근육이 뻣뻣하게 굳기 마련이다. 그러면 주변의 이차적 근육도 경직이 되고 결국 무릎 전체의 혈액 순환에 문제가 생기게 된다.

그리고 무릎 통증이 계속되면, 뇌가 그 자극을 기억하게 되어 통증에 보다 민감해지기도 한다.

그런 '근육의 경직'과 '민감한 뇌'의 이중고를 해결해 주는 것이 바로 뜸이다.

뜸을 뜨면 뇌에 좋은 감정이 전달되고, 그 결과 도파민 등의 물질이 분비되어 통증을 차단한다. 그리고 온열 자극으로 혈액 순환이 개선되면서 경직도 자연스럽게 풀린다.

지금은 사용하기 쉽고 안전한 뜸 제품을 간단히 구입할 수 있으므로 집에서도 무리 없이 안전하게 뜸을 뜰 수 있다.

나의 경험에서 말하자면, 무릎 통증을 없애기 위해서는 병원에 의존할 것이 아니라 스스로 치유한다는 마음가짐이 중요하다.

그런 점에서 뜸은 기분 좋게 할 수

있기 때문에 스트레스 없이 계속할 수 있다. 나아가 통증이 줄면 스트레칭에 도전할 의욕도 솟고 무릎의 상태도 점점 개선된다.

다시 말해, 즐기면서 계속해 나가면 고통스런 무릎의 통증과 이별하고 다시 한번 자신의 인생에 환한 빛을 되찾을 수 있다. 뜸이 이를 가능하게 해줄 것이다!

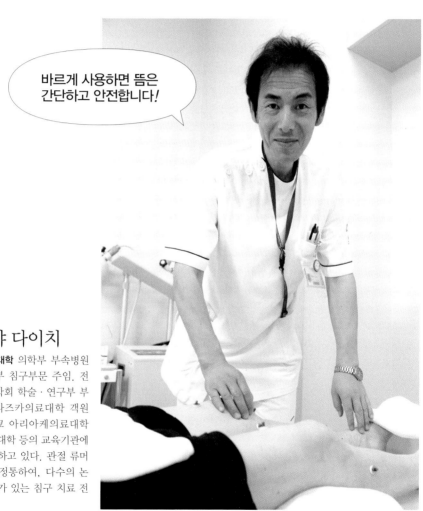

바르게 사용하면 뜸은 간단하고 안전합니다!

가스야 다이치

동경(東京)대학 의학부 부속병원 재활치료부 침구부문 주임. 전일본침구학회 학술·연구부 부장. 다카라즈카의료대학 객원교수. 도쿄 아리아케의료대학과 쓰쿠바대학 등의 교육기관에서도 지도하고 있다. 관절 류머티즘에도 정통하여, 다수의 논문과 저서가 있는 침구 치료 전문가다.

'자가뜸[自宅灸]'을 하기 전 주의할 점

☐ 열이 있는 사람, 무릎관절이 붓고 열감이 있는 사람은 자가 뜸을 하지 않는다.

☐ 피부에 발진, 가려움, 염증 등이 잘 생기는 사람은 한의사와 상의한 뒤에 '자가뜸' 치료 여부를 결정한다.

☐ 당뇨병 등으로 피부의 온도 감각과 혈액 순환에 장애가 있는 사람, 임신 중인 사람, 병원 치료를 받고 있는 사람은 한의사 와 상담한 뒤에 '자가뜸' 치료 여부를 결정한다.

☐ 영유아 또는 사용 중에 자신의 의지로 뜸을 제거할 수 없는 사람은 '자가뜸' 치료를 하지 않는다.

☐ '자가뜸'을 하는 도중에 피부에 화농, 물집, 발진 등의 증상이 나타나면 바로 사용을 중지하고 한의사와 상담한다.

☐ '자가뜸'을 뜨고 싶은 혈자리 부위가 붓거나 화농, 발진 등의 증상이 있는 사람은 '자가뜸'을 뜨지 않는다.

☐ 뜸을 뜰 부위의 피부가 젖어 있거나 땀이 있으면 미리 수건 등으로 깨끗하게 물기를 제거한다.

☐ '자가뜸' 치료를 하는 도중에 피부에 강한 열감을 느끼면 절 대로 참지 말고 바로 제거하거나 위치를 비켜 놓는다.

☐ 얼굴, 점막, 급소 등에는 뜸을 놓지 않는다.

☐ 뜸은 사전에 상품 설명서를 잘 읽고 충분히 이해한 후에 사용한다.

☐ 집에 유치원이나 초등학교에 다니는 아이가 있는 경우는 뜸 기구를 아이의 손이 닿지 않는 장소에 보관한다.

☐ 피로하거나 감기약 등을 먹어 졸음이 쏟아질 때는 '뜸'을 뜨 지 않는다.

무릎 통증은 뜸을 뜨면 사라진다!
차례

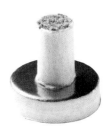

1장 여러분을 괴롭히던 무릎 통증이 '뜸의 힘'으로 사라지는 이유는 무엇일까? 23

2장 무릎 통증을 없애는 '자가뜸'의 모든 것! 41

3장 자가뜸[自宅灸] '기적의 8혈자리' 찾는 법과 뜸뜨는 법 61

1장

여러분을 괴롭히던
무릎 통증이 '뜸의 힘'으로
사라지는 이유는 무엇일까?

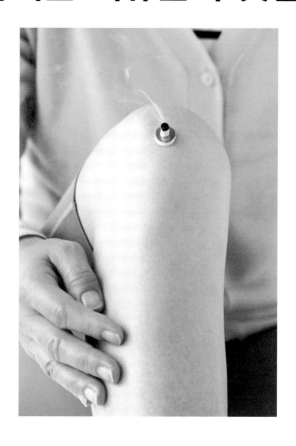

Step 1

60세 이상에서 2명 중 1명은 무릎 통증을 앓고 있다!

'변형성무릎관절증'에 시달리는 사람이 2530만 명이나!

처음 무릎 부위에 위화감을 느끼고도 아무 조치 없이 그대로 방치하면 서서히 통증이 강해지고 마침내 계단을 내려가거나 무릎을 꿇고 앉는 등의 일상생활에 제약을 받게 된다. 이것이 '변형성무릎관절증' 증상의 전형적인 패턴이다.

무릎관절은 3개의 뼈, 즉 넙다리뼈(대퇴골), 정강뼈(경골), 무릎뼈(슬개골)로 이루어져 있다. 뼈와 뼈 사이에는 연골과 반월판이 있어 무릎의 부담을 덜어주는 역할을 한다.

우리는 살아가면서 서고, 걷고, 앉는 등 일상적인 수많은 행동에서 무릎을 사용하기 때문에 오랜 세월 혹사당하고 결국에는 연골이 닳아 없어지면서 그것이 무릎을 자극해 통증이 생기게 되는 것이다.

약 8년 전, 40세 이상을 대상으로 대규모 조사를 했는데, 변형성무릎관절증에 시달리고 있는 사람이 2530만 명이나 된다는 사실을 알았다. 지금은 그 수가 더욱 증가하여 60세 이상 인구에서 2명 중 1명은 무릎 통증을 앓고 있는 것이 현재 상황인 것이다.

나아가 자세히 살펴보면 여성 환자

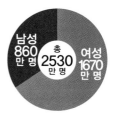

변형성무릎관절증으로 추산되는 인구와 남녀비율
동경대학 의학부 부속병원 22세기 의료센터
관절질환종합연구강좌

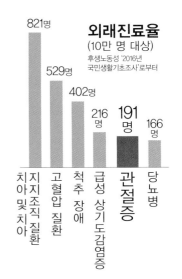

외래진료율
(10만 명 대상)
후생노동성 '2016년
국민생활기초조사'로부터

821명 — 치아 및 치아 지지조직 질환
529명 — 고혈압 질환
402명 — 척추 장애
216명 — 급성 상기도감염증
191명 — 관절증
166명 — 당뇨병

의 수가 월등히 많은 것을 알 수 있다. 통증을 호소하는 남성의 수가 약 860만 명인데, 비해 여성은 약 1670만 명으로 거의 2배에 달했다. 또한 후생노동성의 조사에서도 40세 이상의 여성 중 약 60%가 무릎 통증에 시달리고 있다는 데이터가 나왔다.

왜 여성이 더 많은 것일까? 남성과 비교해 무릎을 지탱하는 근육의 양이 적은 점, 여성 호르몬과의 관련성 등 이미 다양한 각도에서 연구되고, 그 원인이 밝혀지고 있다. 어떤 이유든 여성에게 무릎 통증은 언젠가 자신의 몸에도 일어날 가능성이 높은 인생의 중요 과제인 것이다.

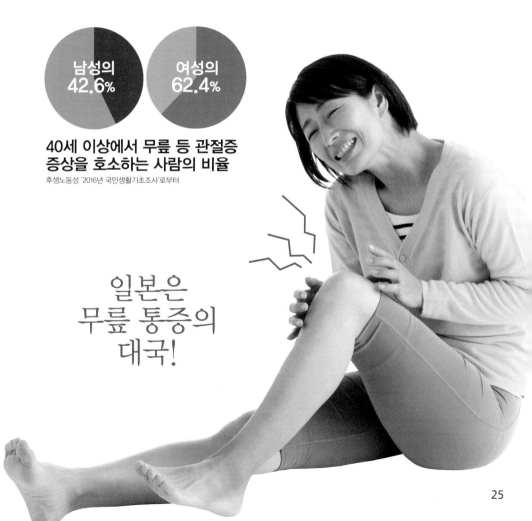

남성의 42.6%　**여성의 62.4%**

40세 이상에서 무릎 등 관절증 증상을 호소하는 사람의 비율

후생노동성 '2016년 국민생활기초조사'로부터

일본은 무릎 통증의 대국!

Step 2
무릎 통증의 원인은 근육과 인대의 경직이다!

　변형성무릎관절증은 연골이 닳아 없어져 생기는 자극이 원인이지만 무릎 통증 자체는 무릎관절 주변의 근육과 인대의 상태와도 깊은 관련이 있다.

　무릎에 통증이 있는 사람의 경우, 움직이면 아프기 때문에 신중하게 움직이게 되고 가능한 한 움직이지 않으려 하게 된다. 그러면 근육도 인대도 점점 굳기 시작해 혈류가 점점 나빠진다. 그 상태가 되면 통증을 느끼는 신경전달물질이 무릎 주변에 쌓이게 되고 그 결과 조그만 자극에도 강한 통증을 느끼게 되어 점 점 무릎을 움직이지 않게 되는 악순 환에 빠지게 된다.

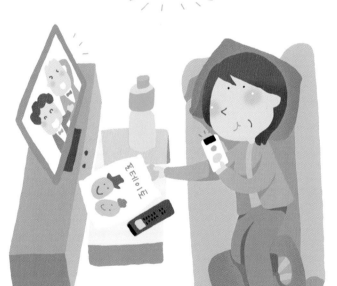

Step 3 무릎에 고이는 물(관절액)은 몸이 스스로 치유하려는 자연치유력 때문!

무릎관절 속에는 항상 소량의 관절액이 들어 있어 윤활유의 역할을 한다. 관절액은 무릎관절을 싸고 있는 활막의 혈관에서 분비, 흡수하며 적당한 양을 유지하고 있다.

하지만 관절에 염증이 생기면 자연치유의 한 기능으로 다량의 관절액이 분비되어 관절강에 고인다. 그것이 자연스럽게 흡수되는 과정에서 염증이 낫고 통증이 가라앉게 된다.

단, 변형성무릎관절증의 경우는 관절에 염증이 있는 상태에서 다량의 관절액이 관절을 압박하여 무겁게 느껴지므로 정형외과에서는 관절액을 빼내는 치료를 하고 있다.

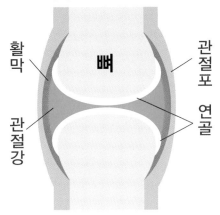

정상적인 무릎관절

활막 / 뼈 / 관절포 / 연골 / 관절강

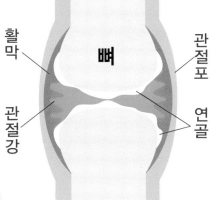

이상이 생긴 무릎관절

활막 / 뼈 / 관절포 / 연골 / 관절강

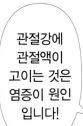

관절강에 관절액이 고이는 것은 염증이 원인입니다!

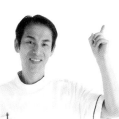

유형별로 알아보기!
무릎 통증이 어떤 사람에게 잘 생기나?

비만인 사람은 변형성무릎관절증에 걸리기 쉬운 전형적인 유형이다. 몸무게가 무릎에 부담을 주는 것은 물론 체내 비만세포에서 염증 물질인 '사이토카인'이 나와 근육과 인대에 달라붙어 가벼운 염증을 일으킨다고 알려져 있다. 그리고 이것이 무릎의 통증이 오래가는 요인과도 관련이 있다.

운동이 부족한 사람은 인대와 근육이 경직되어 무릎 주변의 혈액 순환도 악화시킨다.

근력 자체도 저하되어 무릎이 더욱 부담을 받게 된다. 또한 동양인은 약 90%가 O다리여서 무릎관절의 안쪽이 부담을 받기 쉽다.

중장년의 여성은 원래 근력이 약할 뿐 아니라 노화로 인한 여성 호르몬 감소와 같은 영향으로 무릎의 연골이 쉽게 닳기 때문에 평소부터 무릎의 상태에 주의를 기울이도록 한다.

유전과 과거의 경험이 무릎 통증을 초래하기도

가족 중에 변형성무릎관절증인 사람이 있으면 체질이 유전되는 것으로 밝혀졌다.

또한 일상적으로 무거운 물건을 다루는 사람의 경우, 허리뿐 아니라 무릎에도 압력이 가해진다. 가능한 한 좌우 고르게 힘이 분배될 수 있게 의식하는 자세가 중요하다.

과거에 운동으로 인해 반월판이나 인대에 손상을 입은 사람도 나이가 들면서 무릎관절이 쉽게 변형될 수 있으므로 주의해야 한다.

때때로 신발 바닥의 상태를 체크하는 것도 하나의 방법이다. 신발의 바깥쪽이 닳는다면 보행 중 발의 다섯 번째 발가락 쪽에 몸무게가 실린다는 증거다. 이 경우, O다리가 되기 쉽고 무릎 통증이 발생하는 원인이 되기도 한다.

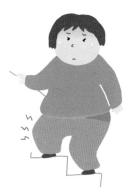

1
비만인
사람

운동이
부족한
사람 **2**

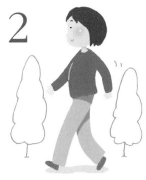

3

O다리인 사람

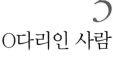

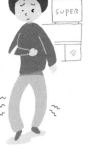

4 여성

여성은 남성의 2배

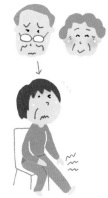

5
부모가
변형성무릎
관절증인 사람

무거운 물건을
많이 드는 사람 **6**

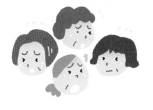

7
운동하다 무릎을
다친 적이 있는 사람

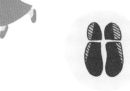

신발 바닥의
바깥쪽이 닳는 **8**
사람

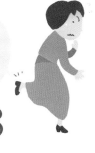

무릎 통증을 방치하면 점점 진행되어 보행마저 어려운 상태로!

변형성무릎관절증 상태가 악화되어 연골이 닳아 줄어들면 넙다리뼈와 정강이뼈의 표면에 압력이 가해진다. 그러면 뼈는 방어 기능이 작동하여 정강이뼈를 옆으로 틀게 된다. 아래의 사진을 보도록 하자. 정상 위치인 grade0에서 grade5에 이르기까지 정강이뼈가 점점 오른쪽으로 기울고 있다. 결국에는 넙다리뼈와 정강이뼈가 맞부딪힐 정도로 악화되는 것이다.

그대로 방치하면 뼈가 변형을 일으키는 동시에 통증이 더해진다.

그렇게 되면 통증을 피하기 위해 운동을 하지 않게 되고, 근력은 빠르게 감소하여 무릎 상태는 갈수록 나빠진다. 마침내 가만히 있어도 통증이 찾아오고 보행이 곤란해져 온종일 누워 지내는 상태가 된다. 초기 단계부터 적극적으로 관리를 하면 그렇게까지 악화되지는 않는다.

무릎 환부의 X선 사진(grade0~grade5)

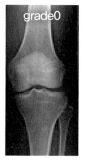
grade0

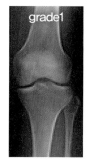
grade1

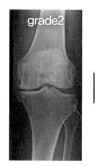
grade2

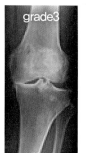
grade3

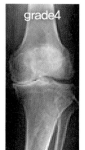
grade4

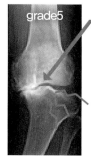
grade5

뼈가 직접 부딪쳐 통증으로 이어진다

변형성무릎관절증의 단계별 증상 & 주요 침구 치료법

	무릎의 상태	주요 치료법
초기	통증을 경감시키려 무릎을 구부린 채로 움직인다 • 계단을 오르내릴 때 무릎에 통증을 느낀다 • 막 움직이기 시작하면 통증이 찾아온다	❶ 무릎 마사지, 긴장 부위에 침과 뜸 ❷ 넙다리네갈래근(대퇴사두근) 마사지, 긴장 부위에 침과 뜸 ❸ 무릎관절의 압통 부위에 침과 뜸 ❹ 무릎뼈 스트레칭 **포인트** 무릎에 힘이 들어가지 않거나 무릎이 덜덜 떨리는 사람은 대부분 뒷무릎 근육에 통증을 느끼거나 근육이 수축되어 있는 경우가 많다
조기	• 안정을 취하고 있어도 뒷무릎이 무겁고 경직된 느낌의 위화감을 주는 통증이 있다 • 걸을 때나 계단을 오르내릴 때 뒷무릎이 아프다 • 뒤꿈치부터 땅을 디딜 때 뒷무릎에 통증이 찾아온다	앞의 ❶~❹와 더불어 ❺ 오금근(슬와근)에 침과 뜸 ❻ 앞정강근(전경골근), 긴종아리근(장비골근), 짧은종아리근(단비골근)에 침뜸 ❼ 운동과 무릎의 근력 유지 훈련 **포인트** 관절이 잘 움직이지 않고 굽은 상태의 경우 넙다리두갈래근(대퇴이두근), 바깥쪽 종아리근(하퇴근)의 뻐근함과 긴장이 심해진다. 또한 오금근의 혈액 순환 장애로 뒷무릎에 통증이 생기기도 한다
진행기	관절연골, 뼈의 파괴, 변형으로 인해 무릎이 잘 펴지지 않는다 • 안정을 취하고 있는 때도 찌릿찌릿 아프다 • 장시간 서있거나 보행을 할 수 없게 된다	앞의 ❶~❼ **포인트** 자발통이 강할 때는 지나친 자극을 주지 않도록 한다
말기	넙다리네갈래근의 위축 및 근력 저하를 동반한 굴곡구축 [굴곡구축이란 변형된 채로 관절이 굳어 무릎이나 팔꿈치를 펼 수 없게 되는 상태]	앞의 ❶~❼ 치료 마지막에 무릎관절을 견인하기도 **포인트** 이 시기는 구축 예방을 위해 치료 후의 보조를 받는 운동이 필요

6 자기 증상의 진행 정도를 바로 알 수 있다!
무릎 통증 체크리스트 14개 항목

지금 무릎에 위화감이 느껴지거나 통증에 시달리는 사람은 자신의 변형성무릎관절증이 어느 정도 진행되었는지가 걱정되는 부분일 것이다. 다음 페이지의 '무릎 통증 체크리스트 14개 항목'을 보자. 이것은 변형성무릎관절증의 악화 정도를 확인하기 위한 체크리스트로, 14개의 항목에 명시된 증상을 자각하고 있는지의 여부로 판단한다.

01에서 11항목까지는 전형적인 무릎 통증 증상이다. 07의 '걸을 때 무릎이 힘없이 구부러지는 경우가 있다'는 것은 보행 중, 갑자기 무릎의 힘이 빠져 나가는 상태를 말한다. 09의 '걸으면 다리 전체가 막대기처럼 딱딱해진다'는 것은 넓적다리, 발목 등 다리 전체가 굳어 무릎을 구부리는 것조차 괴로운 상태를 가리킨다. 리스트 12~14에 관해서는 실제로 자신의 무릎을 손으로 만져보며 상태를 판단하자.

가벼운 정도라도 지금부터 무릎 통증 관리를 시작하자!

체크 결과는 어떠했나?

1~4개 항목에 해당되었다면 초기 무릎 통증 환자에 속한다. 방치하지 말고 꼭 무릎 통증에는 뜸, 스트레칭, 근육 트레이닝 등의 관리를 시작하자.

01~03 또는 12의 항목에 해당되는 사람은 전문의를 찾아 진료를 받자.

자, 지금부터는 이번 장의 테마인 '무릎 통증이 〈뜸의 힘〉으로 사라지는 이유'에 관해서 설명하도록 하겠다.

무릎 통증 체크리스트 14개 항목

자신의 무릎 통증 증상에 해당되는 항목에 ☑ 표시를 하자!

01 가만히 있어도 통증을 느낀다 ───────────── ☐

02 통증으로 인해 잠에서 깬다 ──────────────── ☐

03 일어서면 무릎이 부들부들 떨리고 힘이 들어가지 않는다 ── ☐

04 움직이기 시작할 때 통증이 찾아온다 ────────── ☐

05 무릎을 꿇고 앉을 수가 없다 ──────────────── ☐

06 평지에서 통증이 찾아온다 ──────────────── ☐

07 걷다가 휘청 하고 무릎이 구부러질 때가 있다 ───── ☐

08 앉아 있다가 일어날 때 통증을 느낀다 ───────── ☐

09 걸으면 다리 전체가 막대기처럼 경직된다 ─────── ☐

10 무릎의 주변이 움찔움찔 아프다 ──────────── ☐

11 기온이 차면 무릎 전체가 무거워진다 ────────── ☐

무릎을 만져보고 해당되는 곳에 ☑ 표시를 하자!

12 무릎을 만지면 열감이 있다 ──────────────── ☐

13 무릎 뒤쪽을 만지면 따끔따끔 아프다 ────────── ☐

14 무릎을 구부리면 안쪽이 욱신욱신 아프다 ─────── ☐

☑ 1~4개   ☑ 5~7개   ☑ 8~14개

경증   중등증   중증
(輕症)   (中等症)   (重症)

증상 01, 02, 03과 촉진리스트 12에 해당되는
사람은 한의원, 정형외과 등을 찾아 반드시 진료를 받도록 한다!

Step 7 예로부터 뜸은 동양인에게 빼놓을 수 없는 치료법이다!

뜸의 역사는 매우 길다. 약 2천 년 전 편찬된, 중국에서 가장 오래된 의학서 《황제내경(黃帝內經)》에도 기록되어 있다.

뜸이 들어온 시기는 불교 전래와 같은 6세기 후반에서 7세기에 걸쳐서이다. 견수사(遣隋使), 견당사(遣唐使)에 의해 전래된 것이다.

헤이안시대의 의학서 《의심방(醫心方)》에는 뜸 치료의 이론과 방법이 실려 있는데, 당시부터 상류계급을 중심으로 널리 행해진 것을 알 수 있다. 카마쿠라시대 전기의 시인 후지와라노 사다이에가 쓴 《명월기》 속에도 뜸을 뜨는 모습이 묘사되어 있다. 또한 전국시대, 뜸을 좋아했던 도요토미 히데요시와 절친했던 마에다 토시이에가 서로의 등에 뜸을 놓아주는 내용도 문헌에 남아있다.

다시금 전통적 의료와 동양의학을 재조명하는 시대

그리고 에도시대에 들면서 건강 관리를 위해 정기적으로 뜸을 뜨는 습관이 일반 서민에게까지 확대되었다.

마쓰오 바쇼가 《오쿠노 호소미치》에 '삼리혈에 뜸을 뜨니'라는 구절이 유명한데, 이로써 바쇼가 여행을 앞두고 족삼리혈에 뜸을 뜨며 몸 상태를 조절했음을 알 수 있다.

메이지시대가 되어 서양의학이 도입되자 뜸 등의 동양의학이 쇠퇴의 길을 걷게 된다. 제2차 세계대전 후에는 한방과 침구 모두 후퇴해버리고 말았다.

하지만 최근 고령사회에서 초고령사회로 넘어가는 과정에 서양의학으로는 좀처럼 증상이 개선되지 않는 질병이 증가하고 있다. 무릎 통증이 바로 그 전형적인 예라 할 수 있다.

일찍이 일상적으로 즐겨 사용했던 뜸이 다시금 재조명되는 시대가 오고 있는 것이다.

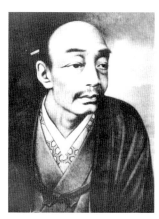

후지와라노 사다이에
(藤原定家)도

마쓰오 바쇼
(松尾芭蕉)도

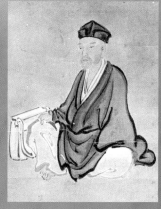

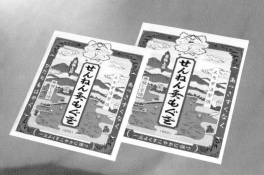

Step 8 뜸의 온열 효과가 심신의 긴장을 풀어준다

무릎이 따뜻해지는 순간의 기분 좋은 온기와 즉효성이다. 무릎에 뜸을 뜬 사람들 대부분이 그 쾌감을 털어놓는다. 뜸의 온열 효과로 냉기를 제거하고 통증으로 굳은 무릎관절이 부드러워지는 것을 느끼기 때문이다.

앞에서 언급한 바와 같이 뜸의 온열 효과의 좋은 열감은 뇌로 전달되어 도파민과 세로토닌 등의 신경전달물질을 분비한다.

'쾌감 호르몬'이라고도 불리는 도파민은 기쁨과 쾌감을 부르는 작용을 한다. 또한 세로토닌의 다른 이름은 '행복 호르몬'으로, 심리 상태를 안정시켜 행복감을 느끼게 한다.

변형성무릎관절증을 앓고 있는 사람은 24시간 내내 무릎 통증이란 스트레스에 시달린다.

서고, 걷고 앉는 등 일상생활의 매 순간마다 통증을 의식해야 하는 것은 매우 괴로운 일이지만, 뜸을 뜨면 기적처럼 편해진다. 이보다 더 반가운 일은 없을 것이다.

"매일 밤 뜸을 뜨는 것이 나에게 주는 상이에요"

이런 말을 자주 듣곤 하는데, 어쩌면 이것은 아주 당연한 일이 아닐까 하고 생각한다.

아무리 경미해도 무릎 통증이 찾아오면 관리를 시작하자

무릎에 통증을 느끼기 시작하는 나이는 40~60대가 가장 많다. 직장과 가정 일로 바쁜 나이 이므로 의외로 무릎의 위화감을 방치하는 사람이 많다. 하지만 그러면 상태가 악화의 길을 가게 된다. 증상이 가벼울 때부터 무릎 통증을 완화하는 노력을 하여 무릎의 상태를 잘 관리하여 유연성을 유지하면 미래에도 건강하게 활동할 수 있다.

많은 사람이 무릎 통증을 덜기 위해 보호대나 시판 찜질용품을 활용하고 있는데, 거기에 꼭 뜸을 첨가해 보자. 무릎 주변에 기분 좋게 열감이 스며들어 심신이 편해지는 것을 느낄 수 있을 것이다.

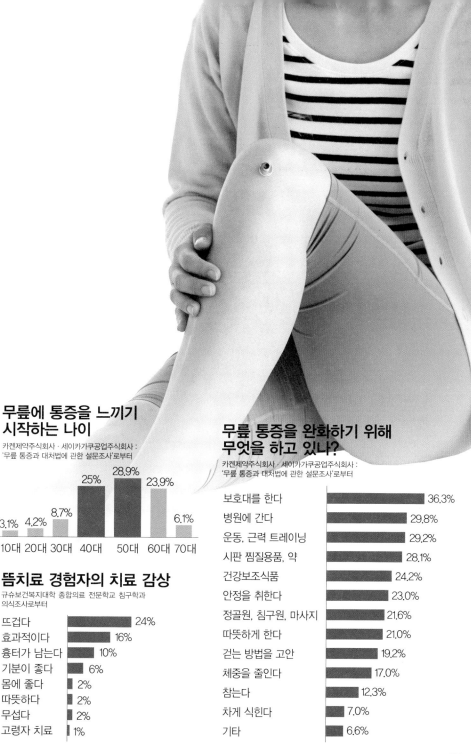

무릎에 통증을 느끼기
시작하는 나이

카켄제약주식회사 · 세이카가쿠공업주식회사 :
'무릎 통증과 대처법에 관한 설문조사'로부터

3.1% 4.2% 8.7% 25% 28.9% 23.9% 6.1%

10대 20대 30대 40대 50대 60대 70대

뜸치료 경험자의 치료 감상

규슈보건복지대학 종합의료 전문학교 침구학과
의식조사로부터

뜨겁다	24%
효과적이다	16%
흉터가 남는다	10%
기분이 좋다	6%
몸에 좋다	2%
따뜻하다	2%
무섭다	2%
고령자 치료	1%

무릎 통증을 완화하기 위해
무엇을 하고 있나?

카켄제약주식회사 · 세이카가쿠공업주식회사 :
'무릎 통증과 대처법에 관한 설문조사'로부터

보호대를 한다	36.3%
병원에 간다	29.8%
운동, 근력 트레이닝	29.2%
시판 찜질용품, 약	28.1%
건강보조식품	24.2%
안정을 취한다	23.0%
정골원, 침구원, 마사지	21.6%
따뜻하게 한다	21.0%
걷는 방법을 고안	19.2%
체중을 줄인다	17.0%
참는다	12.3%
차게 식힌다	7.0%
기타	6.6%

9 뜸이 무릎 통증을 유발하는 '통증 물질'의 분비를 억제한다!

검증1
뜸으로 혈류를 개선한다!

뜸 치료 3분 후

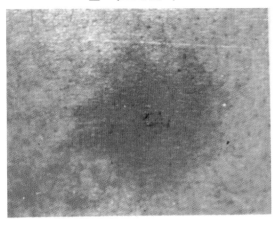

뜸 치료를 하면 혈관이 확장되어 주변 부위에 붉은 기가 돈다. 이것을 플레어 반응(flare response)이라 하는데, 혈류가 좋아지고 있다는 증거다. 뜸 치료를 하면 몸이 따뜻해지는 것은 혈류가 좋아지고 있기 때문이다. 뜸 치료를 하고 나서 플레어 반응이 자주 나타나 더욱 혈류가 좋아지는 것을 사진으로도 알 수 있다.

Step 2에서도 설명했지만 무릎관절에 염증이 생기면 통증을 일으키는 물질이 무릎 주변으로 모여든다. 그것이 매일 쌓이면 통증을 자각하는 통점이 점점 낮아지고 결국 사소한 자극에도 민감하게 반응하게 되는 것이다.

그런 상태의 무릎에 뜸을 뜨면 무릎관절 전체는 어떻게 변하게 될까?

[검증1]을 보자. 혈자리에 온열 자극을 주면 국부의 혈관이 확장되는 것을 알 수 있다. 이렇게 혈관이 확장되면 혈액 순환이 매우 좋아진다.

[검증2]에서는 근육의 경직이 풀리는 것을 알 수 있다. (자세한 내용은 사진 옆 설명문에) 염증이 있는 무릎관절에는 통증을 유발하는 물질을 비롯해 노폐물이 많이 쌓여 있는데, 혈액 순환이 개선되고 근육이 풀리면 노폐물이

뜸으로 근육의 경직을 풀어준다!

뜸 치료 전

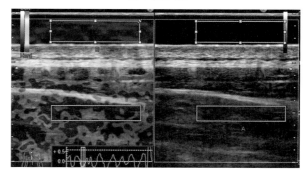

뜸 치료 후

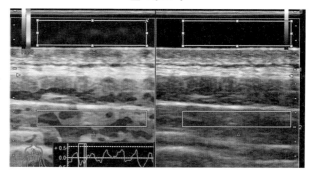

두 장의 사진은 넓적다리의 단면을 초음파로 촬영한 것이다. 사진에서 푸른색 부분은 근육이 경직되어 있는 경우가 많으며, 붉을수록 근육이 이완되어 있는 상태를 나타낸다. 뜸 치료 전에 비해 뜸 치료 후에 붉은 부분이 증가한 것을 분명하게 보여준다. 다시 말해, 뜸을 뜨면 근육이 풀린다는 사실을 나타내는 것이다.

자연스럽게 빠져나간다.

또한 온열의 쾌감이 뇌에 전해지면 앞에서 말했듯이 도파민과 세로토닌이 분비된다. 이 신경전달물질이 통증을 느끼는 신경을 마비시킨다고 하는데, 이것도 무릎 통증을 덜어주는 데 한 역할을 한다.

뜸의 열 자극 효과는 '면역계'에도 나타난다. 면역계란 체내 병원체나 암세포 등의 이상 세포를 인식하고 제거함으로써 질병으로부터 몸을 지키는 시스템이다. 피부에 온열 자극을 주면 단백질의 성질이 변하여 이종단백체 히스토톡신(histotoxin)이 만들어진다. 이것이 혈액에 용해되면 면역계를 활성화시켜 백혈구 수가 증가하고 무릎 통증을 유발하는 물질을 제거한다.

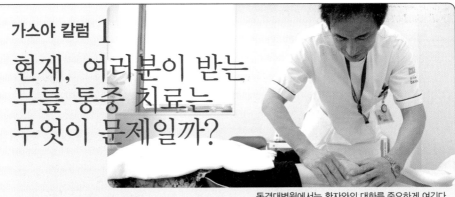

가스야 칼럼 1

현재, 여러분이 받는 무릎 통증 치료는 무엇이 문제일까?

동경대병원에서는 환자와의 대화를 중요하게 여긴다.

무릎 통증으로 고생하는 사람들 대부분이 정형외과에서 치료를 받고 있지만, 좀처럼 생각한대로는 개선되지 않고 있을 것이다.

근처 정형외과에 처음 진료를 가면 우선 엑스레이(X-ray) 촬영을 하고, 무릎관절의 상태를 확인한다. 무릎 상태에 따라 물을 빼거나 히알루론산 주사를 놓고 찜질과 진통제를 처방하면 진료가 끝난다.

정형외과는 환자가 많기 때문에 초진 이후에는 개별 상담을 할 수 있는 시간이 그다지 많이 주어지지 않는다. 찜질 정도의 치료로 개선되는 경우는 문제가 없겠지만 증상이 진행되면 웬만해서는 통증이 사라지지 않고 일상생활에도 영향을 주게 된다.

진통제는 즉각적인 효과를 체감할 수 있지만, 무릎 통증 진통제는 잘 알고 복용해야 한다.

왜냐하면 두통약 등은 통증이 있을 때만 사용하지만 무릎 통증은 일상적으로 생기는 통증이므로 결국 약에 대한 의존성이 강하다. 하지만 오랜 기간 진통제를 지속적으로 사용하면 위장 장애, 신장 장애 등의 부작용이 생길 수 있으므로 정말 고통스러울 때만 사용하는 것이 정답이다.

앞에서도 잠시 언급했듯이 정형외과를 찾아 무릎에 찬 물을 제거 받는 사람이 많다. 일반적으로 통증은 감소하지만 기본적인 염증이 나은 것이 아니므로 결국 재발하곤 한다. 여러 차례 물을 빼면 그것이 원인이 되어 감염 질환을 초래하거나 '무릎관절의 변형'이 심해지기도 한다.

무릎 통증은 의사에게 치료를 받으려는 수동적 자세가 아니라, 자가뜸을 뜨면서 운동요법으로 무릎이 잘 움직이게 하는 것이다.

긴 안목으로 보면 이것이 가장 효과적인 해결 방법이다.

2장

무릎 통증을 없애는 '자가뜸'의 모든 것!

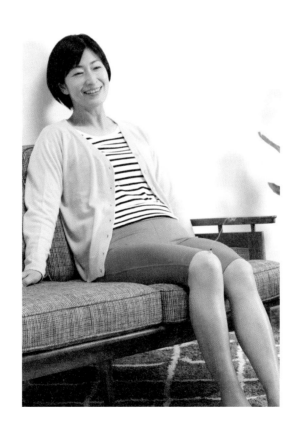

Step 1 자신의 무릎 통증은 스스로 치유한다는 강한 의지가 가장 중요!

변형성무릎관절증에는 스트레칭과 근육 트레이닝이 좋다고 하는데, 현실적으로 이들 운동요법을 지속하기는 쉽지 않다. 결국은 약과 주사에 의존하는 수동적 치료가 되기 쉽다.

하지만 반드시 무릎 통증을 해결하고 싶다면 스스로 치유한다는 강한 의지가 필요하다. 무릎관리를 꾸준히 해나가면 반드시 효과를 거둘 수 있기 때문이다.

이때 바로 뜸의 존재가 도움이 될 것이라 확신한다. 뜸을 뜨면 무릎이 가벼워지고 따뜻한 기운이 기분 좋게 퍼지므로 자신의 몸을 스스로 지킨다는 생각이 더욱 강해질 것이다.

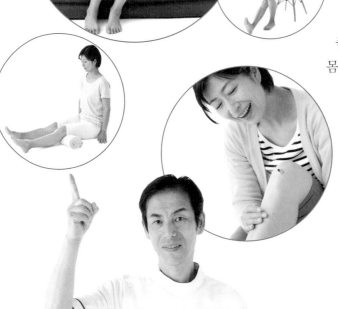

Step 2
뜸은 가까운 한약국, 의료용품점에서 쉽게 구입할 수 있다

보통 뜸을 사용해 본 적이 없는 사람은 '뜸에 사용하는 쑥 파는 상점을 본 적이 없는데, 한약국에서 파나?'라고 의문이 들 수도 있다. 그런데 뜸은 시대와 함께 개량되어 현재는 쑥 자체만을 사용하는 경우는 거의 없고 제조된 형태의 뜸 제품을 주로 쓴다.

이 책에서 설명하는 자가뜸[自宅灸]으로 사용하는 대좌구(臺座灸; 간접뜸)은 근처 한약국, 의료용품점 등에서 1년 내내 쉽게 구입할 수 있다. 또한 인터넷의 판매 사이트에서도 쉽게 살 수 있으므로 검색해 보자. 집까지 배달해 주므로 매우 편리하다.

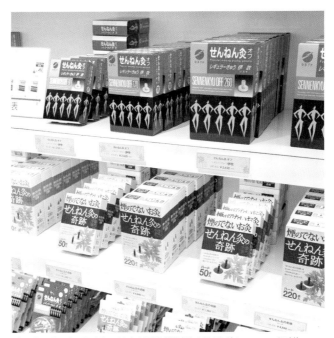

최근에는 전문점도 증가하고 있다. 사진은 '천연뜸 쇼룸 긴자(Showroom 銀座)'

어떤 것이 자신에게 맞을까?

3 정말로 다양한 뜸의 종류

대좌구(간접뜸)

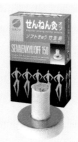 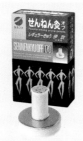 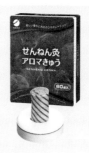 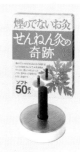

천연뜸 오프 소프트 치쿠부시마(竹生島)
부담 없고 은은한 온열이 특징. 뜸을 처음 사용하는 사람에게 추천. 150개입, 2,420엔(세금별도)

천연뜸 레귤러 이부키(伊吹)
표준온열레벨. 부분적으로 온열이 부족하다고 호소하는 사람에게 추천. 170개입, 2,420엔(세금별도)

천연뜸 아로마뜸
받침에 종이와 호두를 붙여 온열을 내리고, 뜸 효과에 향을 배합. 60개입, 1,320엔(세금별도)

천연뜸의 기적 소프트
쑥을 탄화하여 일반 뜸에 비해 연기가 나지 않는 뜸. 50개입, 1,380엔(세금별도)

불을 사용하지 않는 뜸

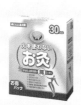 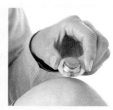

불을 사용하지 않는 뜸(태양)
옷 속에 붙이고, 그대로 외출할 수 있다. 온열 효과는 약 3시간. 30개입, 2,420엔(세금별도)

붙이면 끝!

봉온구(棒温灸)

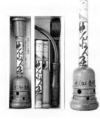 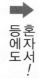 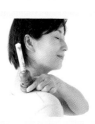

천연뜸 비와호(琵琶湖) A형
온열의 강약과 뜸 시간을 제어할 수 있다. 4,240엔(세금별도)

등에도 혼자서!

뜸쑥

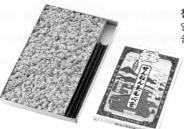

천연뜸 쑥 상자 내 선향 동봉
일반 가정용으로, 초보자도 말기 쉽고 뜨기 쉽다. 선향동봉. 330엔(세금별도)

이 책에서는 초보자도 간단히 할 수 있는
대좌구(臺座灸; 간접뜸)를 추천한다!

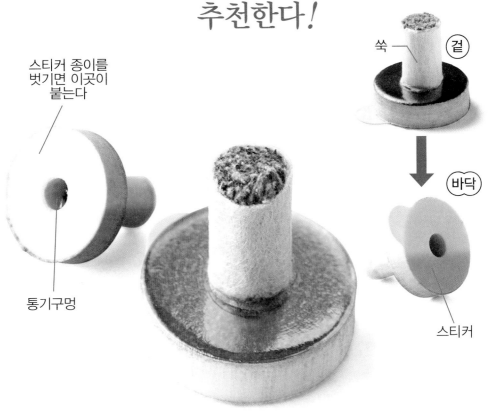

스티커 종이를 벗기면 이곳이 붙는다

통기구멍

쑥

겉

바닥

스티커

대좌구(간접뜸)는 온열 단계에 차별을 둔 것, 향이 나는 것 등 다양한 종류를 선택할 수 있기 때문에 이 책에서는 대좌구(간접뜸) 사용을 추천한다.

장소나 주변의 환경 등으로 인해 자가뜸[自宅灸]을 뜰 때 불을 사용할 수 없는 경우가 있다. 그럴 때는 공기와 반응해 열을 내는 타입의 '불을 사용하지 않는 뜸'도 있다.

또한 목과 등에 혼자서는 뜸을 놓기 어려운 장소에도 사용할 수 있는 타입의 '봉온구(棒温灸)'도 있다.

언제라도 뜸을 놓을 수 있어 편리!

이것만 준비하면 OK!
안심할 수 있는 '자가뜸[自宅灸]' 세트

뜸을 뜨고 싶어졌을 때 바로 시작할 수 있도록 필요한 물품을 한번에 준비해 두면 편리하다.

꼭 준비해야 할 것은 대좌구(臺座灸;

간접뜸), 점화봉, 다 타고 남은 뜸을 담을 그릇이다.

뜸은 습기를 먹지 않도록 밀봉 성능이 좋은 유리병 등에 넣어 보관하자.

**그밖에 준비해 두면
좋은 도구**

•큰직한 수건
•혈자리를 찾을 수 있는 자료 등

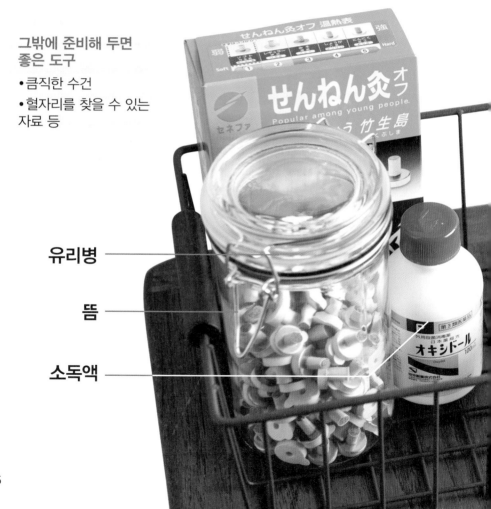

유리병

뜸

소독액

수성펜은 혈자리 위치를 표시하기 위해 사용한다. 혈자리를 손가락으로 찾고 그 부위에 동그라미 표시를 하자.

핀셋은 불을 붙인 후 뜨거워진 뜸을 피부에서 제거할 때 도움이 된다. 불은 꺼졌어도 뜸이 뜨거울 수 있으므로 주의한다.

소독약과 솜은 뜸을 놓기 전, 혈자리 주변의 피부를 청결하게 유지하기 위해 사용한다.

이러한 도구를 바구니나 큰 박스 등에 넣어 항상 뜸을 뜨는 장소에 가까이 둔다.

이외에 뜸이 다 타고 난 뒤, 재가 바닥에 떨어져도 괜찮도록 바닥에 큰 수건이나 목욕용 수건을 깔아 두면 안심할 수 있다. 혈자리 자료 등도 가까운 곳에 비치해 두는 것이 편리하다.

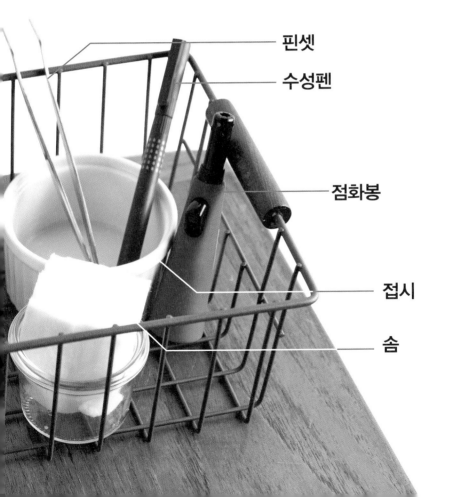

핀셋

수성펜

점화봉

접시

솜

무릎 통증을 가라앉히는 뜸
5 뜸을 뜨는 방법 순서 10

준비가 되었으면 슬슬 뜸을 떠 보자. 무릎을 드러내야 하므로 몸이 차지 않도록 시작하기 전에 옷을 따뜻하게 입고 방의 온도도 조절해 둔다. 뜸을 뜨기 시작하면 자유롭게 이동할 수 없으므로 필요한 용품은 몸 가까이에 둔다. 의자에 편하게 앉아 순서대로 뜸을 떠 나간다.

뜸에 불을 붙이면 쑥은 2분 정도면 다 타지만, 피부는 온기를 계속해서 느낀다. 훈훈하게 전해지는 좋은 느낌을 즐겨 보자.

1 뜸을 뜨기에 적합한 옷으로 갈아입는다

춥지 않도록 윗옷을 걸친다

무릎까지 오는 길이의 바지를 입고

가스야 어드바이스
가능한 편안하면서 무릎까지 오는 바지를 입고, 춥지 않도록 윗옷을 걸칩니다.

2

의자나
바닥 등
뜸을 뜨는
장소를
정하고
앉는다

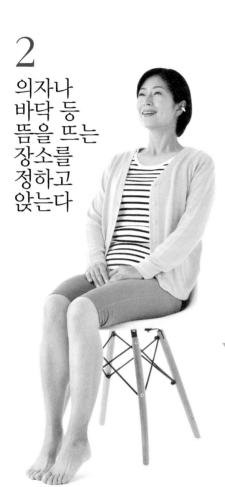

3

혈자리를
찾아 사인펜
으로 표시를
한다

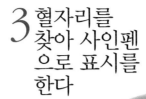

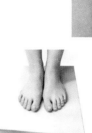
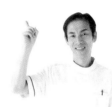

가스야 어드바이스

허리 통증으로 몸을 잘 굽
히지 못하는 사람은 발밑
에 발판을 두는 것도 좋다.

4

뜸을 손으로 잘 잡고
바닥의 종이를
제거한다

5

표시한 혈자리에 뜸을 붙인다

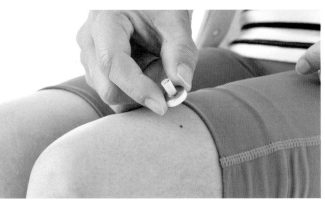

6

점화봉으로 뜸에 불을 붙인다

가스야 어드바이스

뜸은 불을 붙이고 꺼질 때까지 2~3분, 꺼진 후 여열로 3~5분, 총 5~8분 을 붙인 채로 놓아둡니다.

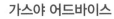

7

뜸이 타기 시작한다. 잠시 뒤부터 연기가 난다

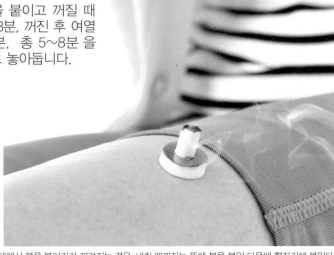

※먼저 혈자리에 뜸을 붙인 상태에서 불을 붙이기가 꺼려지는 경우, 내킬 때까지는 뜸에 불을 붙인 다음에 혈자리에 붙인다.

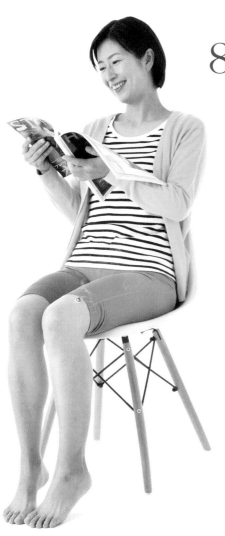

8 뜸의 열감을 즐긴다

뜸을 뜨는 동안은 잡지를
읽거나 차를 마시며 휴식을
취한다

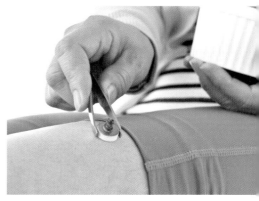

9 손가락이나 혹은
핀셋으로 뜸을
제거한다

10 그릇에 담은
후 처리한다

불은 자연히 꺼지므로
물을 뿌릴 필요가 없다

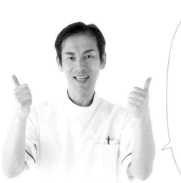

완전 마스터!
이로써 여러분도 뜸을
뜸은 간단하고 안전

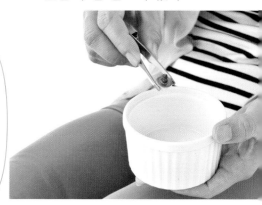

Step 6

궁금해 하는 질문에 답한다!

자가뜸 Q&A 9

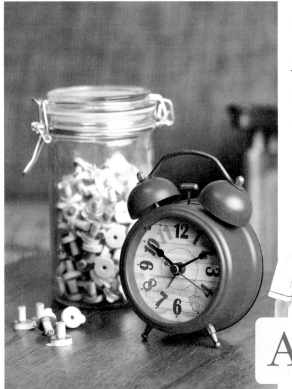

Q1

뜸을 뜨는 데, 적합한 시간대가 있나요?

A. 여유 있는 밤 시간을 추천!

낮 시간에는 대부분 업무와 집안일 등으로 바쁘기 때문에 밤 시간대를 추천한다. 저녁 식사를 마치고, 샤워까지 끝낸 뒤 휴식을 취하며, 오늘 하루도 열심히 지낸 자신에게 상을 주는 즐거운 마음으로 뜸을 뜨는 것이 좋다.

뜸은 혈액 순환을 개선하는 작용을 하므로 무릎이 따뜻해지고 근육의 긴장도 풀린다. 때문에 그대로 잠자리에 들면 숙면을 취할 수 있다. 한편 유난히 무릎 통증이 심할 때는 시간에 관계없이 뜸을 뜬다. 통증이 한결 완화될 것이다.

Q2

1회에 여러 부위에 뜸을 떠도 괜찮나요?

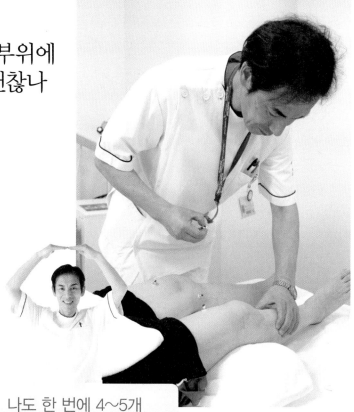

A. 나도 한 번에 4~5개 뜸을 놓기도. 양쪽 다리를 동시에 해도 OK!

뜸을 다루는 데 익숙해지면 한 번에 3~4곳에 뜸을 떠도 괜찮다. 나의 치료원에서는 한 번에 5곳 정도 뜸을 뜨기도 한다.

이 책에서는 무릎 통증 해소를 위한 혈자리 8곳을 소개하고 있다. 예컨대, 양쪽 다리의 무릎이 아플 경우에는 좌우 다리 안쪽 혈자리 두 곳(혈해와 음릉천 등)에 하나씩, 모두 4개의 뜸을 한 번에 뜨기도 한다. 그것이 끝나면 이번에는 바깥쪽의 혈자리 두 곳(양구, 양릉천 등)에 하나씩, 모두 4개의 뜸을 놓을 수 있다. 이렇게 양쪽 다리에 동시에 뜸을 떠도 문제는 없다.

Q3

통증을 빨리 진정
시키고 싶을 때는
뜨는 횟수를 늘려
도 괜찮을까요?

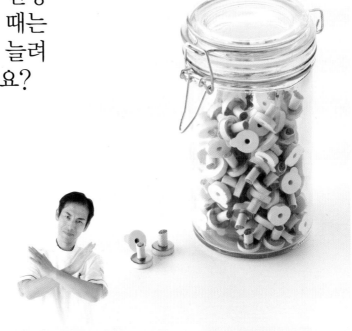

A. 횟수를 늘리기보다
뜸을 습관화하는
편이 효과적!

통증을 빨리 진정시키고 싶어 뜸을 많이 뜨고 싶어지는 마음은 알겠지만 사실 그것은 효과적인 뜸 치료 방법이라 말할 수 없다. 사람이 느끼는 온감의 자극에는 한도가 있기 때문에 횟수를 늘려 뜸을 떠도 그 이상으로 효과를 기대하기는 어렵다.

기본은 하루에 한 번, 1~4곳의 혈자리에 뜸을 뜨는 것이다. 이것을 3일 정도 계속하고 나면 하루는 뜸을 쉬는 '뜸휴일'을 만들어 몸을 쉬게 한다. 그리고 다시 다음날부터 뜸을 뜨기 시작하는 것이다. 꾸준히 오래 지속하는 것이 뜸의 효과를 얻는 핵심이자 요령이다.

Q4
보통 며칠 정도면 뜸의 효과가 나타날까요?

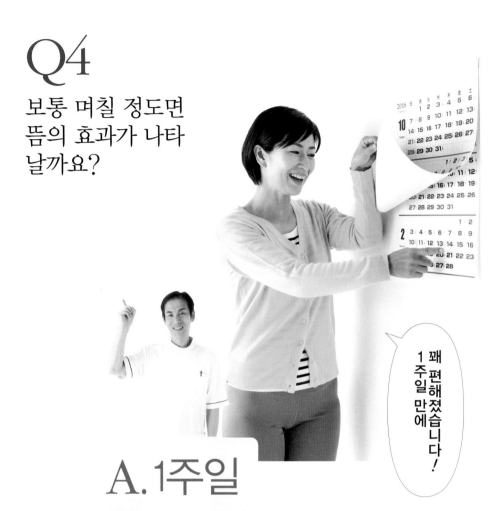

꽤 편해졌습니다! 1주일 만에

A. 1주일

뜸의 효과는 약 1주일 정도를 기준으로 나타난다. 무척 힘들게 올랐던 언덕길을 아주 편하게 걸을 수 있고, 서 있어도 위화감을 느끼지 않으며 어느새 부엌일이 고생스럽지 않은 등 평소 생활 속에서 문득문득 느낄 수 있는 변화가 일어난다.

무엇보다 비교적 효과를 바로 볼 수 있다는 점이 무릎 통증 뜸의 놀라운 특징이다. 통증이 완전히 사라지는 않지만 전보다 편하게 걸을 수 있게 되는 등의 식으로 무릎 통증이 완화되는 것을 느낄 수 있어 좀더 즐거운 마음으로 뜸과 친해질 수 있다.

Q5
언제 뜸을 뜨면 안 되나요?

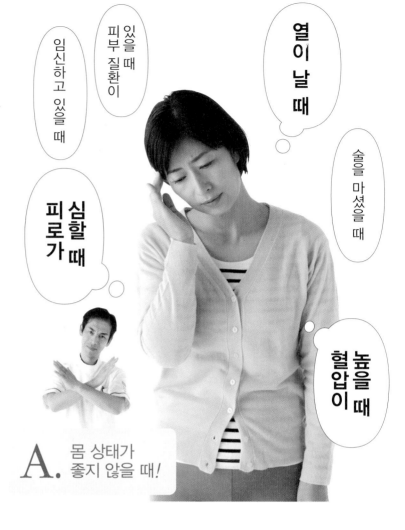

임신하고 있을 때

피부 질환이 있을 때

열이 날 때

술을 마셨을 때

심할 때 피로가

혈압이 높을 때

A. 몸 상태가 좋지 않을 때!

감기에 걸려 몸이 안 좋을 때나 열이 있을 때 뜸을 뜨면 열 자극이 가해지기 때문에 몸이 더 무겁게 느껴질 수 있다. 또한 피로할 때나 혈압이 높을 때, 몸 상태가 그다지 좋지 않을 때는 무리를 하지 말고 뜸을 쉬도록 하자.

뜸을 뜨고 싶은 혈자리의 피부에 상처가 있는 경우나 습진, 염증 등이 있는 경우도 뜸을 떠서는 안 된다.

이외에 당뇨병 환자, 임신 중인 사람은 한의사와 미리 상담을 한 후에 시작하도록 한다.

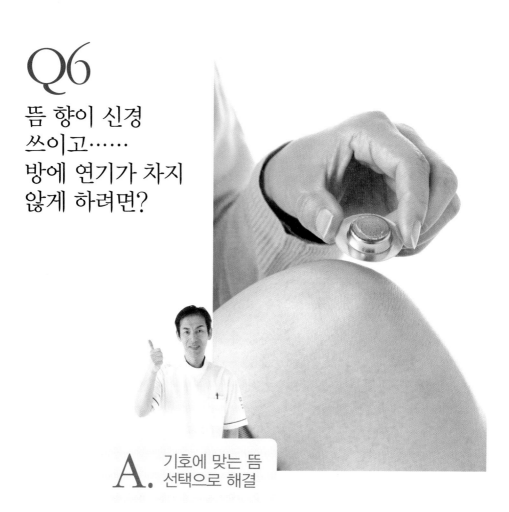

Q6

뜸 향이 신경 쓰이고……
방에 연기가 차지 않게 하려면?

A. 기호에 맞는 뜸 선택으로 해결

뜸에 불을 붙이면 바로 연기가 피어 오르고 독특한 향이 나기 시작한다. 이 것은 뜸의 원재료인 쑥의 향이다. 시험 삼아 1~2번 직접 뜸을 떠 보고 향이나 연기가 자신에게 맞지 않다고 생각되 면 뜸 사용을 삼간다.

44쪽에서 소개한 대로 불을 사용하 지 않는 뜸도 있으므로 향과 연기가 신 경 쓰이는 사람은 그 제품을 활용하는 것이 좋다. 이것은 포장용기에서 꺼내 어 붙이기만 하면 되므로 가볍게 이용 할 수 있다. 또한 방에 연기가 차는 것 을 피하고 싶은 사람에게도 이 뜸이 편 리하다.

Q7
뜸이 뜨거워
참을 수 없을 때는
어떻게 해야
하나요?

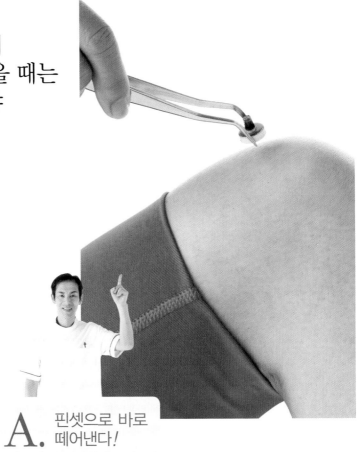

A. 핀셋으로 바로 떼어낸다!

　뜸의 열감이 강할수록 효과가 크다고 는 장담할 수 없다. 참을 수 없을 정도 로 뜨거우면 바로 뜸을 떼어내도록 한 다. 단, 제거할 때는 주의가 필요하다. 즉, 뜸은 불이 붙어있을 때는 물론, 불 이 꺼진 뒤에도 바닥 부분의 온도가 높 기 때문이다. 직접 손끝으로 잡으면 화

상을 입을 가능성이 있으므로 반드시 핀셋을 이용해 피부에서 떼어내도록 하자.
　뜸에는 온열의 종류가 아주 다양하므 로 자신의 감각에 맞는 것을 선택하도 록 하자.

Q8

뜸을 뜨는 동안은 무엇을 하면 좋은 가요?

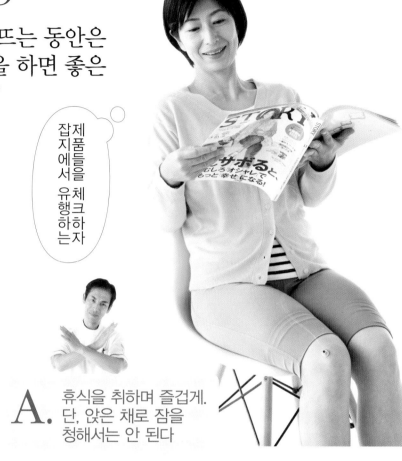

제품들을 체크하자

잡지에서 유행하는

A. 휴식을 취하며 즐겁게. 단, 앉은 채로 잠을 청해서는 안 된다

뜸에 불을 붙이고 끝날 때까지 약 7분 동안은 휴식 시간이다. 좋아하는 음악을 듣기도 하고 TV를 보거나 잡지를 읽고 잡담을 즐기는 등 자유롭게 시간을 보내도록 하자.

단, 뜸을 뜨는 도중에 잠이 들면 예상하지 못한 문제가 일어날 수도 있다.

예컨대 잠에 빠진 사이 자신도 모르게 무릎 부위에 붙인 뜸을 손으로 쳐서 화상을 입을 위험이 있다. 그러므로 뜸을 뜨는 동안에는 기본적으로 무엇을 하며 시간을 보내던 상관없지만 깜빡 잠을 청하는 것만은 피하도록 하자.

Q9
사용하고 난 뜸을 안전하게 처리하려면 어떻게 해야 하나요?

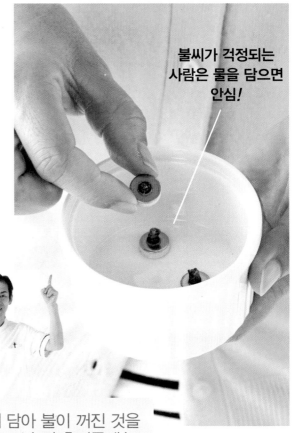

불씨가 걱정되는 사람은 물을 담으면 안심!

A. 그릇에 담아 불이 꺼진 것을 확인하고 난 뒤 휴지통에!

앞에서 말한 대로 뜸은 불을 붙인 후 2분 정도면 다 타고 자연히 꺼진다. 하지만 그 뒤에도 몇 분 정도는 열이 지속되므로 혈자리에 붙인 채로 잠시 열감을 즐긴다.

충분히 열이 식었다고 생각되면 손이나 핀셋으로 잡고 피부에서 떼어낸다. 재를 담기 위한 작은 그릇에 소량의 물을 담아두면 더욱 안심할 수 있다. 불이 꺼진 것을 잘 확인했으면 뜸을 쓰레기통에 버리고 처리를 마친다.

3장

자가뜸[自宅灸]
'기적의 8혈자리'
찾는 법과 뜸뜨는 법

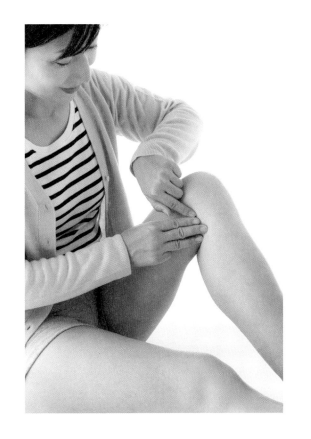

Step 1 무릎 통증의 혈자리를 발견하는 요령은 '눌렀을 때의 통증'이 포인트

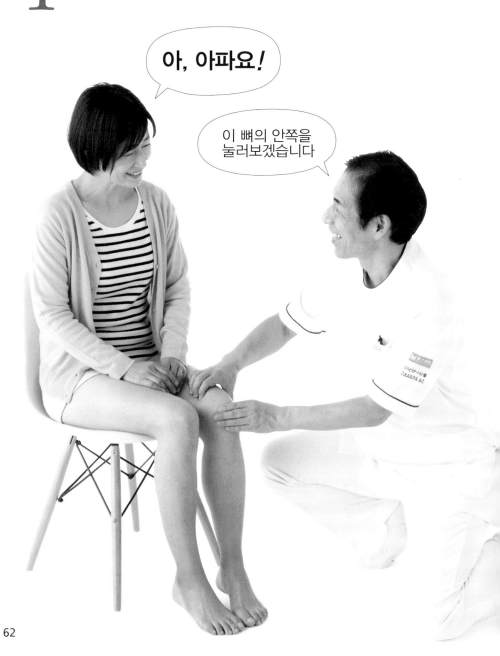

아, 아파요!

이 뼈의 안쪽을 눌러보겠습니다

자, 무릎 통증을 다스리기 위한 '자가뜸'을 시작하자. 우선 올바른 혈자리를 찾는다.

이 책에서는 무릎 주변에 있는 8개의 혈자리를 소개한다.

무릎관절의 위아래에 있는 '양구', '혈해', '음릉천', '양릉천'과 무릎 밑에 있는 '족삼리', '삼음교'는 옛날부터 전해지는 유명한 혈자리다.

이와 더불어 이 책에서는 무릎 통증에 특화된 특별한 혈자리 두 곳을 소개하겠다. 하나는 무릎관절의 안쪽에서 넙다리뼈와 정강뼈의 접점에 있는 '슬내측점(76쪽)'이다. 이곳은 무릎 통증이 가장 잘 발생하는 부위로, 초진 때 변형성무릎관절증을 앓고 있는 환자의 이 부위를 누르면 어떤 환자라도 '아, 아파요!'라고 고통을 호소한다.

두 번째는 무릎관절의 바로 뒤편에 있는 '위중하(80쪽)'다. 이 혈자리는 뒷무릎의 통증과 묵직함 등에 효과가 있으며 나로서는 이 혈자리야 말로 최고의 혈자리라고 생각한다. 이 두 개의 혈자리는 일반적인 혈자리는 아니지만, 무릎 통증에 직접 효과가 있는 '기적의 혈자리'라 할 수 있다.

몸속에 울림을 주는 살아있는 혈자리를 찾자

자신의 혈자리를 찾는 방법은 뒤에서 자세하게 설명하겠지만, 기본적으로는 손가락으로 눌렀을 때 '아, 거기! 느낌이 와요'라는 말이 자연스럽게 나오는 부위에 있다고 생각해도 좋다.

혈자리는 해부학적으로 정해진 장소에 있는 것이 아니라 보통은 사람에 따라 조금씩 다르다. 이 책이나 다른 서적, 침구원 등에서 말하는 혈자리 위치는 하나의 기준 정도로만 여기고 매번, 자신의 손으로 짚어서 확인할 것을 추천한다. 그 쪽이 효과를 얻기 쉽기 때문이다.

숨을 내쉬면서 혈자리를 엄지손가락으로 눌러보자. 몸속 깊이 울리는 느낌이 있으면 그곳이 여러분 자신의 '올바른 혈자리'다. 자신의 올바른 혈자리가 맞는 경우, 다른 부위와는 전혀 다른 통증을 느낀다.

Step 2

혈자리를 찾을 때 기준으로 삼는 '손가락 너비'를 알아보자!

옛날부터 혈자리는 손가락의 너비를 기준으로 찾는 방법이 알려져 있다. 사람마다 몸의 생김이 천차만별이어서 손발의 길이는 물론이고 손가락의 굵기와 길이도 모두 다르다. 따라서 서로 다른 규격과 기준으로 재기 때문에 비

로소 그 사람에게 딱 맞는 혈자리 위치를 발견할 수 있는 것이다. 손가락 너비는 네 종류가 있는데, 찾는 혈자리에 따라 각각을 구분해서 사용한다.

'손가락 1개 너비'는 엄지 하나의 가로 너비를 가리킨다. '손가락 2개 너비'

엄지의 너비 | 손가락 **1**개

검지와 중지의 너비 | 손가락 **2**개

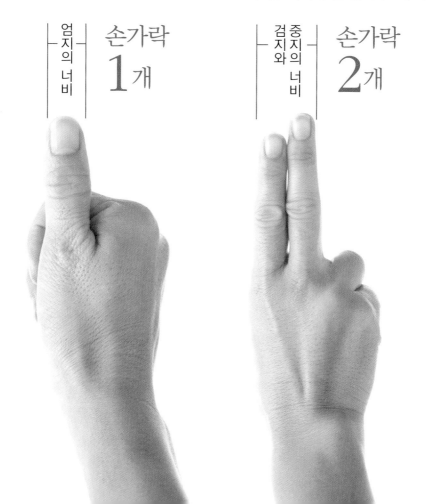

는 검지와 중지의 가로 너비를 합한 길이이다. '손가락 3개 너비'는 검지에서 약지까지 3개 손가락을 합한 가로 너비이다.

손가락 너비는 각각의 손가락을 곧게 펴서 가지런히 잘 붙인 뒤 잰다. 손가락 사이에 틈이 생기지 않도록 하자. 특히 손가락 3개와 4개의 너비는 무릎 통증에 효과적인 기적의 혈자리를 찾을 때 크게 활용되므로 틈이 벌어지지 않도록 주의한다.

다음페이지에서는 초보자도 무릎 통증 개선을 기대할 수 있는 8개의 혈자리를 소개한다.

무릎 통증에 시달리는 사람들 대부분은 다리 안쪽에 압박을 받고 있으므로 우선, '혈해', '음릉천', '슬내측점'에 뜸을 뜨도록 한다. 이어서 바깥쪽의 '양구', '족삼리', '양릉천'을 적절하게 추가하도록 하자.

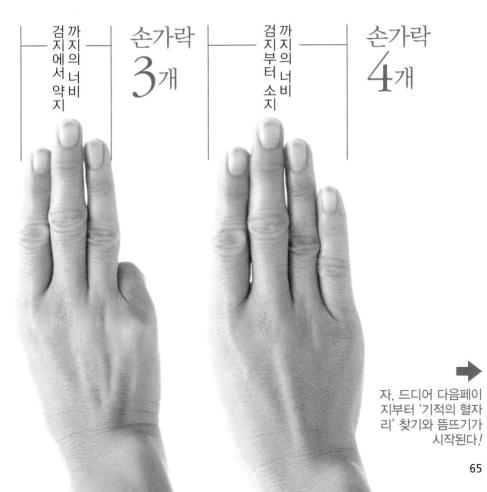

검지에서 약지까지의 너비 손가락 3개

검지부터 소지까지의 너비 손가락 4개

➡️

자, 드디어 다음페이지부터 '기적의 혈자리' 찾기와 뜸뜨기가 시작된다!

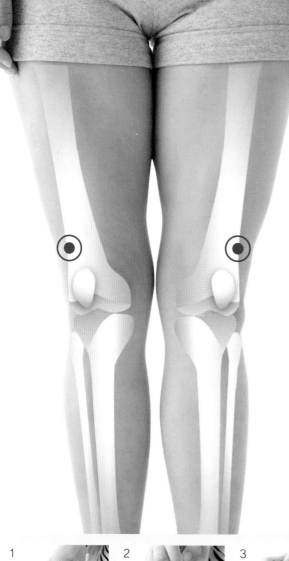

梁 丘

양구

넓적다리 앞부분의 넙다
리네갈래근에 효과가 있
는 혈자리이다. 무릎 통
증이 있으면 네갈래근의
긴장이 심하므로 이곳을
자극하여 무릎의 움직임
을 개선한다.

＊무릎 통증을 다스리는 뜸은 하반신
중심이며, 대부분 허리를 굽히는 자세
이므로 혈자리 찾기에 익숙해질 때까
지는 바닥에 앉아서 하도록 하자.

양구에 뜸을 뜨는 법

1	2	3	4
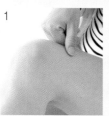	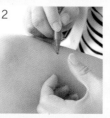	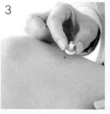	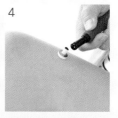
다음페이지를 참조하여 양구의 위치를 찾는다. 중심을 향해 수직으로 눌러 통증을 느껴보자.	수성펜으로 표시를 한다. 넓적다리의 근육량이 감소하고 있는 사람에게 특히 추천하는 혈자리다.	뜸 뒷면의 종이를 벗겨낸 뒤 엄지와 검지로 뜸을 잡고 2에서 표시한 위치에 붙인다.	점화봉으로 불을 붙인다. 약 7분간 온감을 맛보도록 하자. 무릎 위 바깥쪽이 따뜻해진다.

양구 혈자리 찾기

가스야 체크!

사진 2와 같이 오른손 엄지와 왼손 약지를 일 직선상에 놓는다!

기본자세

왼쪽 다리의 양구를 찾을 때는 왼쪽 무릎을 60도 정도로 굽히고 준비한다.

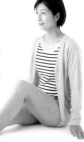

1 오른손 엄지를 왼쪽 무릎뼈 위, 검지를 무릎뼈 밑에 대고 뼈의 위치를 확인한다.

2 오른손 엄지 끝에 왼손 약지의 끝 을 댄다. 오른손 엄지와 왼손 약 지가 일직선상에 놓인다.

3 왼손의 약지를 움직이지 않고 중지, 검지를 붙여 손가락 3개 너비만큼을 잰다.

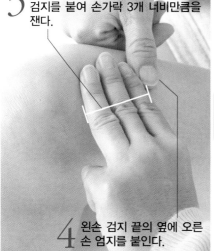

4 왼손 검지 끝의 옆에 오른 손 엄지를 붙인다.

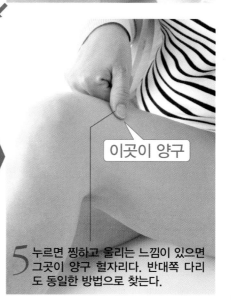

이곳이 양구

5 누르면 찡하고 울리는 느낌이 있으면 그곳이 양구 혈자리다. 반대쪽 다리 도 동일한 방법으로 찾는다.

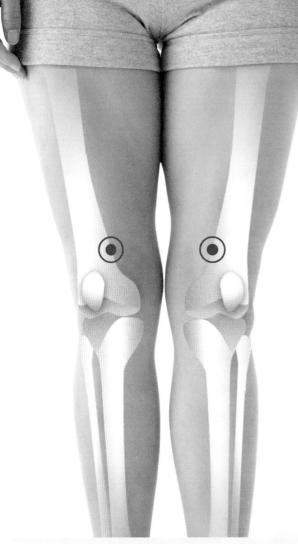

혈해
血　海

혈액 순환을 개선하는 혈
자리다. 이곳을 자극하면
무릎 주변의 혈액 순환이
촉진되어 통증의 주범인
신경 전달물질을 배출시
킨다. 부인병 전반에도
효과가 있다.

혈해에 뜸을 뜨는 법

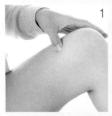

1

다음페이지를 참조하여 혈
해의 위치를 찾는다. 양구
와 마찬가지로 수직으로
눌러 통증을 느껴보자.

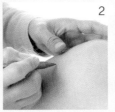

2

수성펜으로 표시를 한다.
혈해는 부인과 질병 전반
에 효과가 있는 혈자리라
고 한다.

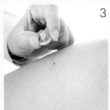

3

뜸을 표시한 위치에 붙인
다. 누르면 근육에 힘이 없
어 푹 꺼지는 느낌이 든다.

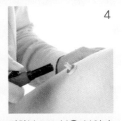

4

점화봉으로 불을 붙인다.
다리 전체의 혈액 순환이
좋아지므로 부종과 냉증에
도 효과가 있다.

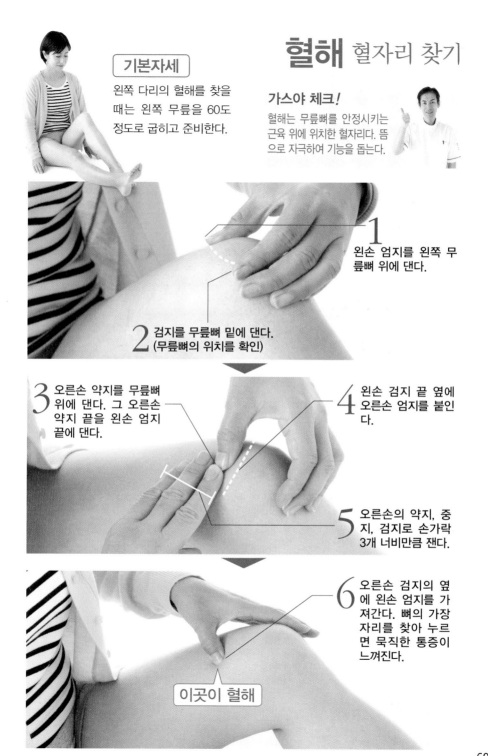

혈해 혈자리 찾기

기본자세

왼쪽 다리의 혈해를 찾을 때는 왼쪽 무릎을 60도 정도로 굽히고 준비한다.

가스야 체크!

혈해는 무릎뼈를 안정시키는 근육 위에 위치한 혈자리다. 뜸으로 자극하여 기능을 돕는다.

1 왼손 엄지를 왼쪽 무릎뼈 위에 댄다.

2 검지를 무릎뼈 밑에 댄다. (무릎뼈의 위치를 확인)

3 오른손 약지를 무릎뼈 위에 댄다. 그 오른손 약지 끝을 왼손 엄지 끝에 댄다.

4 왼손 검지 끝 옆에 오른손 엄지를 붙인다.

5 오른손의 약지, 중지, 검지로 손가락 3개 너비만큼 잰다.

6 오른손 검지의 옆에 왼손 엄지를 가져간다. 뼈의 가장자리를 찾아 누르면 묵직한 통증이 느껴진다.

이곳이 혈해

69

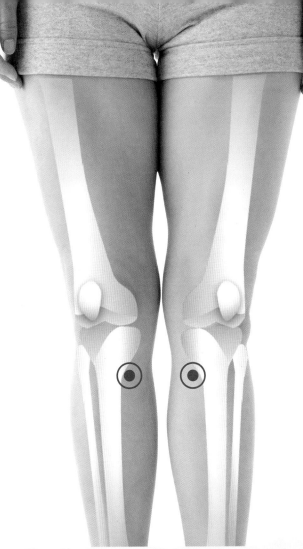

陰 陵 泉

음릉천

무릎 밑 안쪽에 위치한
혈자리다. 무릎 안쪽은
통증을 느끼는 수용기가
많아서 혈액 순환이 개선
되면 통증이 완화된다.
빈뇨, 요실금 증상에도
효과가 있다.

음릉천에 뜸을 뜨는 법

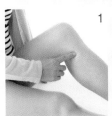

1

다음페이지를 참조하여 음
릉천의 위치를 찾는다. 눌
렀을 때 통증이 꽤 강한 혈
자리다.

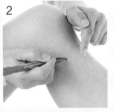

2

수성펜으로 표시를 한다.
많은 여성들의 고민인 빈
뇨에도 효과가 있는 혈자
리라고 한다.

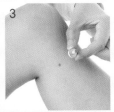

3

뜸을 표시한 위치에 붙인
다. 무릎 주변의 부종을 억
제하고 통증을 완화할 수
있다.

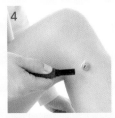

4

점화봉으로 뜸에 불을 붙인
다. 약 7분 정도 음릉천을
따뜻하게 하여 무릎 내부의
혈액 순환을 개선한다.

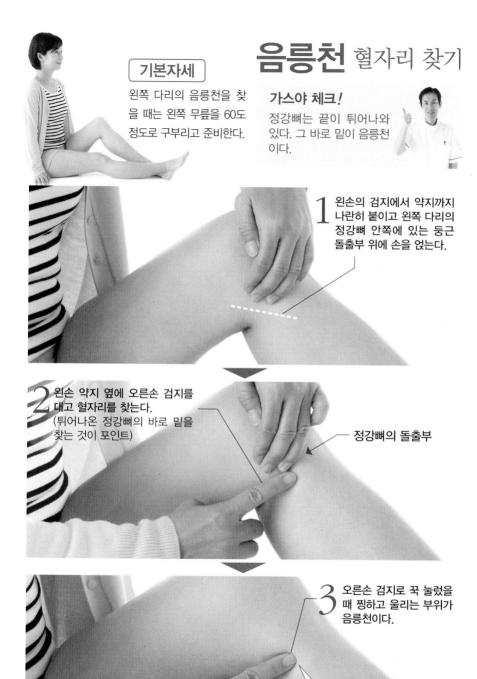

음릉천 혈자리 찾기

기본자세

왼쪽 다리의 음릉천을 찾을 때는 왼쪽 무릎을 60도 정도로 구부리고 준비한다.

가스야 체크!

정강뼈는 끝이 튀어나와 있다. 그 바로 밑이 음릉천이다.

1 왼손의 검지에서 약지까지 나란히 붙이고 왼쪽 다리의 정강뼈 안쪽에 있는 둥근 돌출부 위에 손을 얹는다.

2 왼손 약지 옆에 오른손 검지를 대고 혈자리를 찾는다.
(튀어나온 정강뼈의 바로 밑을 찾는 것이 포인트)

정강뼈의 돌출부

3 오른손 검지로 꾹 눌렀을 때 찡하고 울리는 부위가 음릉천이다.

이곳이 음릉천

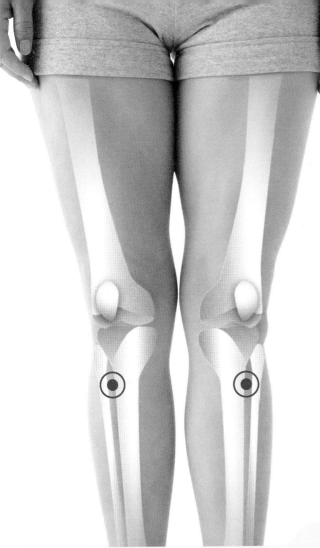

足 三 里
족삼리

정강이 앞쪽 근육(앞정강근) 위에 있는 혈자리다. 온몸의 혈액 순환을 개선하고 다리의 묵직함과 피로 해소에도 효과가 있는 만능 혈자리이다. 위장의 상태를 조절하고 쾌적한 수면 효과를 기대할 수 있다.

족삼리에 뜸을 뜨는 법

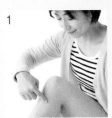

1

다음페이지를 참조하여 족삼리의 위치를 찾는다. 잠자리에 들기 전, 뜸을 뜨면 쾌면 효과가 있다.

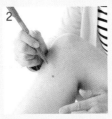

2

수성펜으로 표시를 한다. 위장의 상태가 나쁜 사람도 효과를 얻을 수 있다.

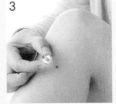

3

표시한 위치에 뜸을 붙인다. 뻣뻣하게 느껴지는 발목의 움직임도 많이 개선된다.

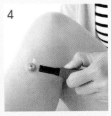

4

점화봉으로 불을 붙인다. 정강이 앞쪽의 혈액 순환이 개선되므로 다리의 무거움과 피로를 없앨 수 있다.

족삼리 혈자리 찾기

가스야 체크!

무릎 통증이 있는 사람은 걸을 때 앞 정강근이 긴장하므로 뜸을 떠서 따뜻하게 한다.

기본자세

왼쪽 다리의 족삼리를 찾을 때는 왼쪽 무릎을 90도 정도로 구부리고 준비한다.

1 오른손의 엄지를 왼쪽 무릎뼈 위, 검지를 무릎뼈 밑에 대고 무릎뼈의 위치를 확인한다.

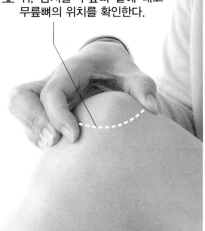

2 오른손 엄지 아래쪽에 왼손의 검지에서 소지까지 가지런히 붙이고 손가락 4개 너비만큼 내려간 지점을 찾는다.

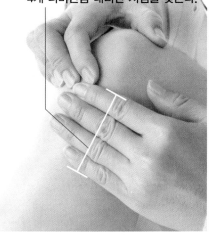

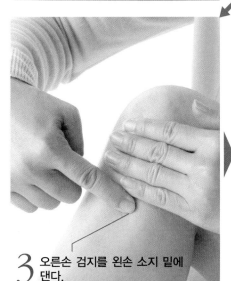

3 오른손 검지를 왼손 소지 밑에 댄다.

4 오른손 검지 끝이 정강이뼈의 가장자리에 있는 것을 확인한다.

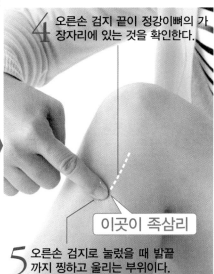

이곳이 족삼리

5 오른손 검지로 눌렀을 때 발끝까지 찡하고 울리는 부위이다.

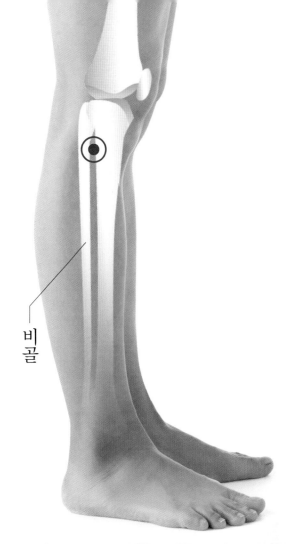

陽　陵　泉

양릉천

무릎 바로 옆에서 조금 밑, 돌출부위 바로 아래에 있는 혈자리다. 혈액 순환이 개선되어 무릎 통증이 가라앉는다. 다리 저림이나 무릎 주변의 부종에도 효과가 있다.

비골

양릉천에 뜸을 뜨는 법

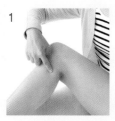

1

다음페이지를 참조하여 양릉천의 위치를 찾는다. 누르면 찡하고 발끝까지 통증이 전해진다.

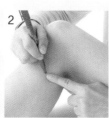

2

수성펜으로 표시를 한다. 양릉천은 바깥쪽의 지친 근육을 이완시켜 주므로 무릎 통증이 진정된다.

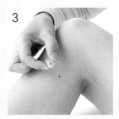

3

표시한 위치에 뜸을 붙인다. 양릉천은 다리 저림에도 효과를 기대할 수 있다.

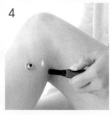

4

점화봉으로 불을 붙인다. 약 5~8분간 온열감을 즐기도록 한다. 혈액 순환이 개선되어 붓기도 빠진다.

74

양릉천 혈자리 찾기

가스야 체크!

돌출되어 있는 둥근 뼈를 비골
두(腓骨頭)라고 하는데, 그 바
로 밑에 있는 것이 양릉천이다.

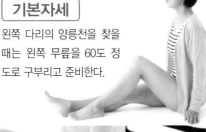

기본자세

왼쪽 다리의 양릉천을 찾을
때는 왼쪽 무릎을 60도 정
도로 구부리고 준비한다.

1 정강이뼈 옆에 있는 굵기가
가는 비골의 끝을 왼손 검지
와 중지로 찾는다.

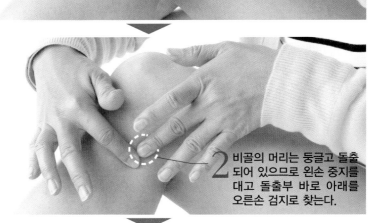

2 비골의 머리는 둥글고 돌출
되어 있으므로 왼손 중지를
대고 돌출부 바로 아래를
오른손 검지로 찾는다.

3 돌출된 비골의 둥근 끝
을 오른손 검지로 꾹 누
르면 다리 끝을 향해 찡
하고 울리는 곳이 양릉
천이다.

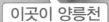

이곳이 양릉천

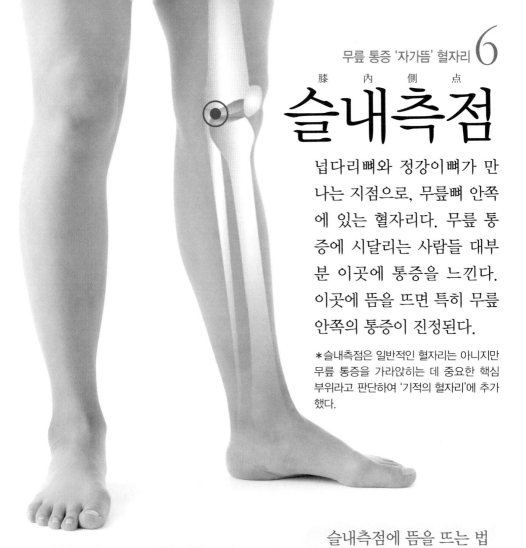

膝　內　側　点

슬내측점

넙다리뼈와 정강이뼈가 만나는 지점으로, 무릎뼈 안쪽에 있는 혈자리다. 무릎 통증에 시달리는 사람들 대부분 이곳에 통증을 느낀다. 이곳에 뜸을 뜨면 특히 무릎 안쪽의 통증이 진정된다.

*슬내측점은 일반적인 혈자리는 아니지만 무릎 통증을 가라앉히는 데 중요한 핵심 부위라고 판단하여 '기적의 혈자리'에 추가했다.

슬내측점에 뜸을 뜨는 법

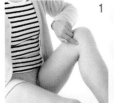

1

다음페이지를 참조하여 슬내측점의 위치를 찾는다. 무릎을 움직이면서 찾으면 더 쉽다.

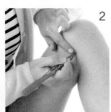

2

수성펜으로 표시를 한다. 무릎 안쪽의 부종이나 통증에는 특히 효과적인 혈자리라 할 수 있다.

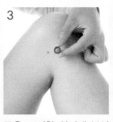

3

뜸을 표시한 위치에 붙인다. 슬내측점에 뜸을 뜨면 무릎의 움직임이 상당히 좋아진다.

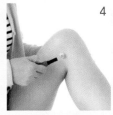

4

점화봉으로 불을 붙인다. 온열감을 즐기다보면 무릎 속에 은은하게 온기가 퍼진다.

슬내측점 찾기

왼쪽 다리의 슬내측점을 찾을 때는 왼쪽 무릎을 60도 정도로 구부리고 준비한다.

가스야 체크!

일반적인 리스트에는 들어 있지 않지만, 무릎 통증 치료에서는 중요한 혈자리!

1 기본자세로 앉은 다음, 왼쪽 무릎을 천천히 예각이 되게 접는다.

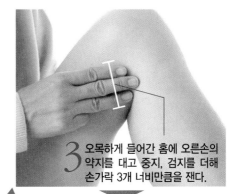

3 오목하게 들어간 홈에 오른손의 약지를 대고 중지, 검지를 더해 손가락 3개 너비만큼을 잰다.

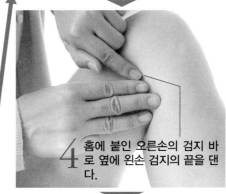

4 홈에 붙인 오른손의 검지 바로 옆에 왼손 검지의 끝을 댄다.

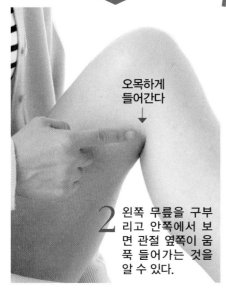

오목하게 들어간다

2 왼쪽 무릎을 구부리고 안쪽에서 보면 관절 옆쪽이 움푹 들어가는 것을 알 수 있다.

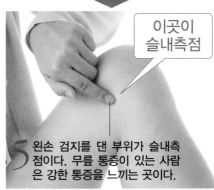

이곳이 슬내측점

5 왼손 검지를 댄 부위가 슬내측점이다. 무릎 통증이 있는 사람은 강한 통증을 느끼는 곳이다.

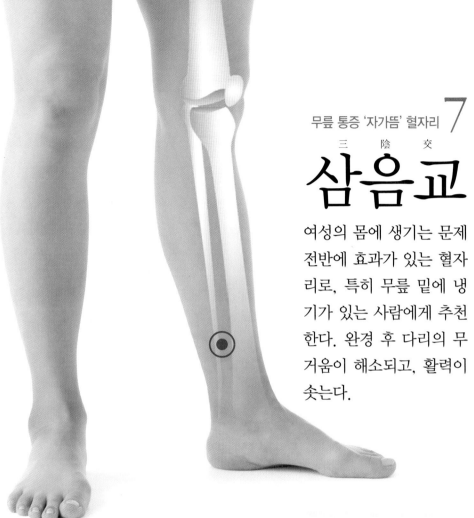

三 陰 交
삼음교

여성의 몸에 생기는 문제 전반에 효과가 있는 혈자리로, 특히 무릎 밑에 냉기가 있는 사람에게 추천한다. 완경 후 다리의 무거움이 해소되고, 활력이 솟는다.

삼음교에 뜸을 뜨는 법

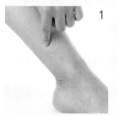
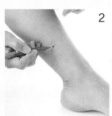
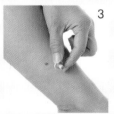
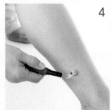

1 다음페이지를 참조하여 삼음교의 위치를 찾는다. 세 개의 경락(기의 통로)이 교차하는 드문 혈자리다.

2 수성펜으로 표시를 한다. 무릎 안쪽과 발바닥의 냉기에도 효과적이다.

3 표시한 위치에 뜸을 붙인다. 빈뇨, 부종, 여성의 완경 후 다리가 무거운 증상에도 효과가 있다.

4 점화봉으로 불을 붙인다. 온열감을 즐기다보면 온몸의 활력이 되살아나 건강을 되찾게 된다.

삼음교 혈자리 찾기

기본자세

왼쪽 다리의 삼음교를 찾을 때는 왼쪽 무릎을 60도 정도로 구부리고 준비한다.

가스야 체크!

비경(脾經), 신경(腎經), 간경(肝經) 세 혈이 교차하는 지점에 있어 붙여진 이름이다.

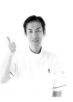

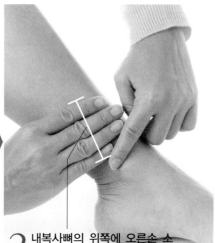

1 왼쪽 다리의 삼음교를 찾는다. 왼손 검지로 안쪽 복사뼈를 찾고 손으로 만져지면 위쪽 끝을 확인한다.

2 내복사뼈의 위쪽에 오른손 소지를 대고 그곳에서 검지까지 손가락 4개 너비만큼을 잰다.

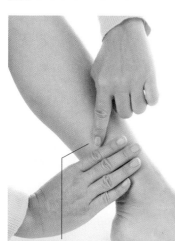

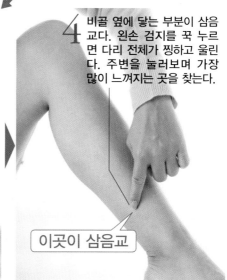

4 비골 옆에 닿는 부분이 삼음교다. 왼손 검지를 꾹 누르면 다리 전체가 찡하고 울린다. 주변을 눌러보며 가장 많이 느껴지는 곳을 찾는다.

3 복사뼈의 위에 댄 네 손가락 옆에 왼손 검지 끝을 두고 찾는다.

이곳이 삼음교

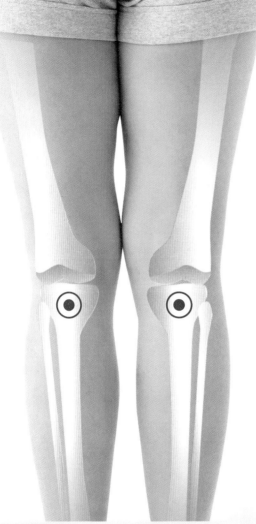

委 中 下

위중하

뒷무릎에 있는 단단한 근
육의 혈자리로, 뒷무릎이
묵직하거나 걸을 때 뻐근
함을 느끼는 사람에게 추
천한다.

위중하에 뜸을 뜨는 법

1	2	3	4
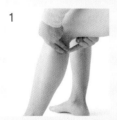	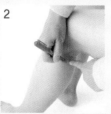	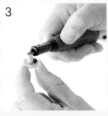	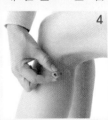
다음페이지를 참조하여 위중하 위치를 찾는다. 무릎을 꿇고 앉았을 때 압박감을 느끼는 곳이 위중하다.	수성펜으로 표시를 한다. 위중하는 근육이 단단하므로 찾기가 쉽다.	뜸 바닥의 종이를 벗기고 엄지와 검지로 뜸을 잡는다. 점화봉으로 불을 붙인다.	3의 뜸을 2에서 표시한 위치에 붙인다. 화상을 입지 않도록 다리를 편 상태에서 뜸을 뜬다.

위중하 찾기

가스야 체크!

뒤꿈치가 땅을 딛는 순간, 뒷무릎에 통증을 느끼는 사람에게 효과적이다.

기본자세

왼쪽 다리의 위중하를 찾을 때는 왼쪽 무릎을 90도 정도 구부리고 준비한다.

1 뒷무릎의 주름지는 부분을 좌우의 손끝으로 찾는다. 주름 중심에는 '위중'이란 혈자리가 있다.

위중

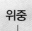

2 위중 혈자리를 찾았으면 오른손 중지 끝을 댄다. 꾹 눌러도 통증이 적지만 이곳이 맞는 위치다.

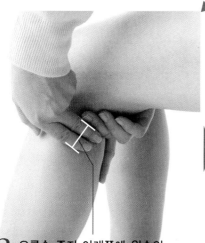

3 오른손 중지 아래쪽에 왼손의 검지와 중지를 대고 위중에서 손가락 2개 넓이를 잰다.

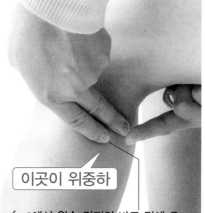

이곳이 위중하

4 3에서 왼손 검지의 바로 밑에 오른손의 검지를 댄다. 그곳이 위중하 혈자리다. 누르면 종아리까지 찡하고 전해진다.

Step 3 8개의 혈자리를 적절히 구분하여 뜸을 뜬다!

앞에서 설명했지만, 우선 안쪽 혈자리인 '혈해', '음릉천', '슬내측점' 중에서 자신에게 맞는 혈자리를 선택한다. 이어서 바깥쪽의 '양구', '족삼리', '양릉천'으로. 그리고 무릎의 모양을 보면서 '삼음교', '위중하'를 적절히 추가해 나간다. 한 번에 모든 혈에 뜸을 뜨는 것이 아니라 안쪽, 바깥쪽, 추가분 순서대로 세 번에 나누어 뜸을 뜬다.

시간이 없을 때는 다리 안쪽만이라도 하자. 그리고 양쪽 무릎이 아픈 사람은 동시에 양쪽 무릎에 뜸을 떠도 상관없다.

또한 104쪽부터 '무릎의 통증별' 추천 혈자리를 소개하므로 참고하도록 하자.

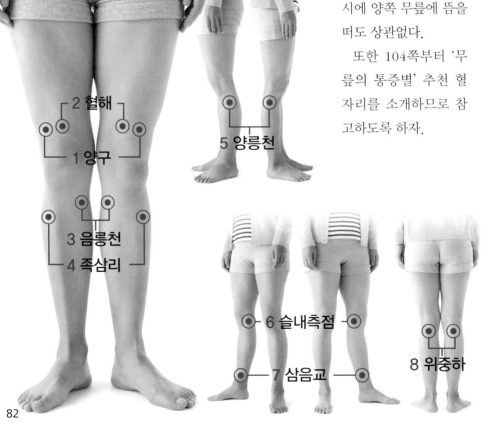

2 혈해
1 양구
3 음릉천
4 족삼리
5 양릉천
6 슬내측점
7 삼음교
8 위중하

무릎 통증을 악화시키지 않기 위해 일상생활에서 주의해야 할 점

상황❶

의자에서 일어서기

1 ······················▶

등근육을 펴고 의자에 앉는다

2 ··············▶

무릎을 구부려 상반신을 앞으로 기울인다

3 ··············▶

양손으로 의자의 가장자리를 짚는다

4 ··············▶

손으로 의자를 밀면서 허리를 들어올린다

이 칼럼에서는 일상생활의 상황에서 무릎 통증 발생과 진행을 예방할 기본 동작을 배워 보시죠!

··········▶ **5**

발바닥에 중심을 두고 일어선다

포인트

의자에 앉을 때도 두 손으로 잡고 나서!

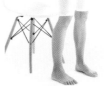

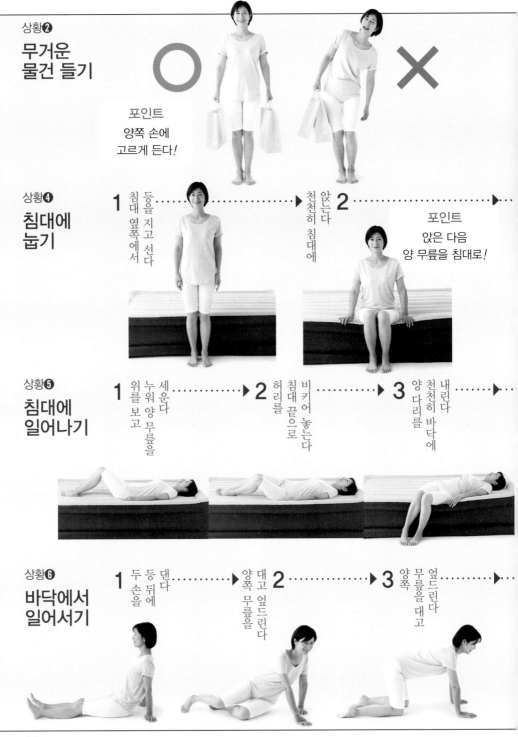

상황②

무거운
물건 들기

○   ×

포인트
양쪽 손에
고르게 든다!

상황④

침대에
눕기

1 침대 옆쪽에서 등을 지고 선다 ·····▶ **2** 앉는다 천천히 침대에 ·····▶

포인트
앉은 다음
양 무릎을 침대로!

상황⑤

침대에
일어나기

1 위를 보고 누워 양 무릎을 세운다 ·····▶ **2** 비키어 놓는다 침대 끝으로 허리를 ·····▶ **3** 내린다 천천히 바닥에 양 다리를 ·····▶

상황⑥

바닥에서
일어서기

1 두 손을 등 뒤에 댄다 ·····▶ **2** 대고 엎드린다 양쪽 무릎을 ·····▶ **3** 양쪽 무릎을 대고 엎드린다 ·····▶

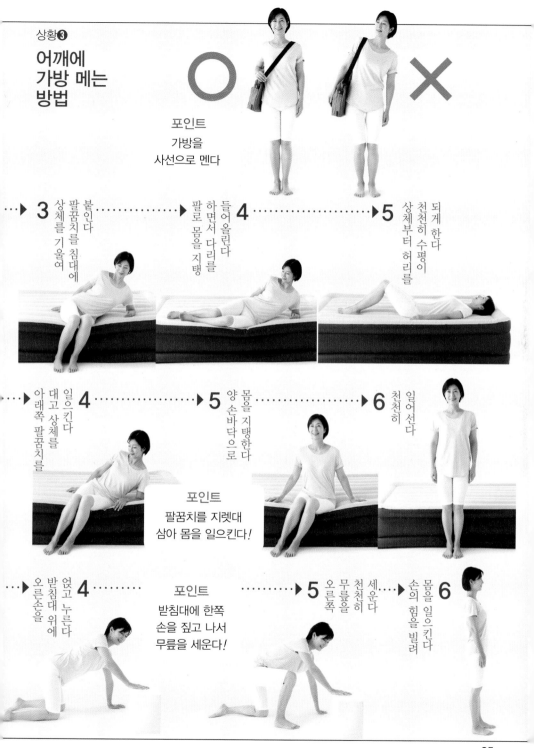

상황❸

어깨에 가방 메는 방법

포인트
가방을
사선으로 멘다

○ ✕

3 상체를 기울여 팔꿈치를 침대에 붙인다

4 팔로 몸을 지탱 하면서 다리를 들어 올린다

5 상체부터 허리를 천천히 수평이 되게 한다

4 아래쪽 팔꿈치를 대고 상체를 일으킨다

5 양손바닥으로 몸을 지탱한다

포인트
팔꿈치를 지렛대
삼아 몸을 일으킨다!

6 천천히 일어선다

4 오른손을 받침대 위에 얹고 누른다

포인트
받침대에 한쪽
손을 짚고 나서
무릎을 세운다!

5 오른쪽 무릎을 천천히 세운다

6 손의 힘을 빌려 몸을 일으킨다

의자와 테이블, 화장실은 서양식으로
무릎에 부담을 주지 않는
생활로 전환하자!

누구나 나이를 먹으면 무릎관절의 연골이 닳아 통증에 시달리는 경우가 많다. 근력이 떨어지고 관절도 쉽게 변형된다.

그런데 진통제와 같은 대증요법만으로는 무릎 통증의 악화를 멈추기가 어렵다.

그래서 이 책에서는 자가뜸을 중심으로 스스로 무릎을 치유하는 생활을 제안하는데, 그 일환으로 반드시 주변의 환경을 재검토하도록 하자.

전통적으로 오랜 동안 입식 중심으로 생활해왔다. 밤에는 이불을 펴고 잠을 자고 아침이면 이불을 개 넣어둔다. 낮은 밥상에 둘러앉아 식사를 하고 재래식 화장실을 사용했다.

바닥에 쭈그리고 앉는 동작이 많아 자연스럽게 무릎관절을 혹사하는 생활습관이 몸에 배어 있는 것이다.

생활을 바꾸면 무릎이 편해진다

무릎 통증이 있는 사람은 가능한 한 무릎관절이 받게 되는 부담을 줄이는 것이 좋으므로 적극적으로 생활 스타일을 바꾸자.

자주 사용하는 화장실은 가능한 한 빨리 서양식으로 개조한다. 이불과 요가 아닌 침대에서 잠을 자면 아침에 일어났을 때도 편하게 일어설 수 있다. 좌탁과 이불이 아닌 테이블과 의자를 사용하면 서거나 앉는 행동이 훨씬 편해질 것이다.

소파는 엉덩이가 파묻히는 쿠션감이 강한 타입이 아니라 앉으면 허리가 직각이 되는 제품이 이상적이다.

가구의 교체는 꽤 번거로워 망설여지겠지만 가능한 한 빨리 무릎에 좋은 생활로의 전환을 권장한다. 무릎 통증이 가벼운 사람, 무릎 통증 예비군에 속하는 사람도 지금부터 생활을 서양식으로 바꾸면 무릎관절을 지킬 수 있다.

무릎 통증 예비군에 속하는 사람도 서둘러 대처를!

4장

가스야식
무릎 관리법의
모든 것을 말한다!

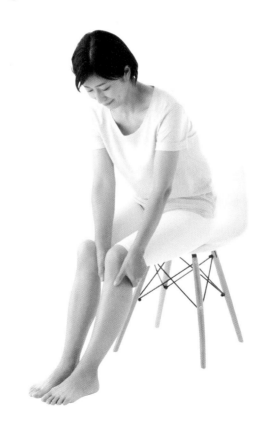

Step 1 '가스야식 무릎 관리법'의 3가지 기본 유형

이것을 추가하면 자가뜸 혈자리 8 →

무릎 통증에 효과적인 '기적의 8혈자리'에 '자가뜸'을 뜨는 것이 익숙해지면 무릎관절의 통증이 감소하여 움직임이 한결 수월해진다. 이 멋진 변화를 기회 삼아 무릎의 상태를 좀더 개선해 보자. 그를 위해 추천하는 것이 '경직 풀어주기', '조력근 만들기', '통증 감소 워킹'이다.

'경직 풀어주기'란 무릎관절과 다리의 마사지, 스트레칭을 말한다. 통증으로 굳은 무릎 주변의 근육, 인대 등의 경직을 완화시켜 주면 무릎을 움직이기가 훨씬 쉬워진다.

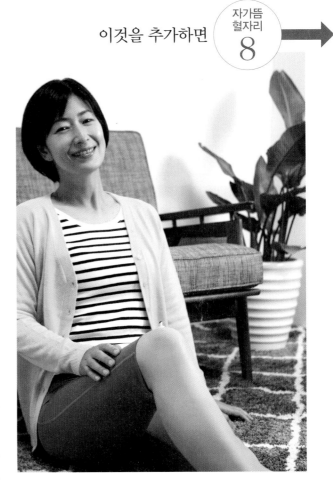

'자가뜸'과 병행하면 무릎의 상태가 더욱 좋아져 즐겁게 일상생활을 할 수 있다.

'조력근 만들기'에서는 무릎 주변의 근육을 단련해 무릎관절을 통증 없이 움직이게 하는 근력 트레이닝을 소개한다. 운동 경험이 없는 사람이라도 지속할 수 있는 간단하면서도 효과적인

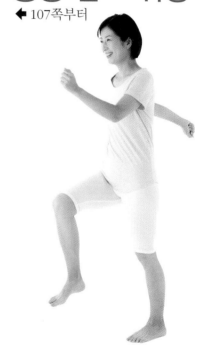

유형 II
조력근 만들기 4종
◀ 96쪽부터

유형 I
경직
풀어주기 3종
◀ 90쪽부터

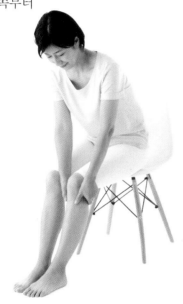

유형 III
통증 감소 워킹
◀ 107쪽부터

방법이므로 꼭 익혀보자.

또한 무릎 통증에서 회복하기 위해서는 매일 걷는 걸음 수가 중요하다. 때문에 알아두어야 할 걷는 방법과 자세에 관해서는 '통증 감소 워킹'에서 이해하기 쉽게 설명한다.

이들 세 가지 '가스야식 관리법'을 익혀 꼭 매일의 습관으로 삼자.

무릎 통증을 걱정하지 않고 건강하게 걸을 수 있는 몸을 스스로 만들 수 있을 것이다.

Step 가스야식 무릎 관리법①
2 '경직 풀어주기'

오른쪽 무릎의 '무릎뼈 돌리기'를 한
다. 바닥에 앉아, 오른쪽 다리를 60도
로 구부린다. 오른손의 손바닥을 오른
쪽 무릎뼈 위에 얹는다.

1

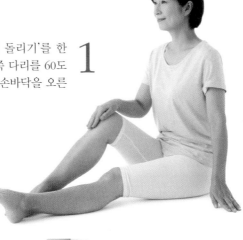

빙글빙글
돌린다!

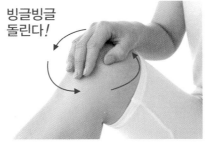

오른손의 바닥 전체로
무릎뼈를 감싸고 10회
돌린다. 무릎뼈를 압박
하는 것이 아니라 따뜻
하고 부드럽게 마사지
하는 느낌으로 한다.

2

'무릎뼈 돌리기'는 손가락 끝으로 무
릎뼈를 감싸고 상하좌우로 조금씩 움
직이는 간단한 스트레칭이다. 하지만
무릎 통증을 완화하는 데 놀랄 정도의
효과가 있다.

무릎 통증이 있는 사람은 움직이면
통증이 생기기 때문에 가능한 한 무릎
을 움직이지 않는 생활을 한다. 그러면
주변의 근육이 경직되어 통증이 증가
하는 악순환에 빠지게 된다.

뜸을 뜬 후에는 뭉친 근육이 이완되
어 무릎을 움직이기 쉬우므로 무릎뼈
돌리기로 유연성을 높이자.

작은 동작이지만, 관절이 잘 움직여
지고 무릎 상태가 좋아지는 것을 실감
할 수 있다.

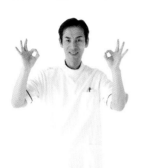

3 좌우 엄지를 무릎뼈 위쪽에 좌
우 검지를 무릎뼈 아래쪽에 대
고 네 개의 손가락으로 뼈의
존재를 확인하면서 잘 잡는다.

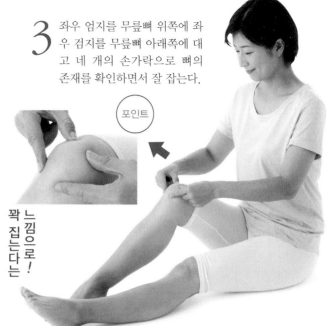

포인트

꽉 집는다는 느낌으로!

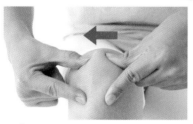

4 무릎뼈를 오른쪽으로 움직인다.
왼쪽 손가락으로 뼈 전체를 오른
쪽으로 밀고 몇㎜ 움직이는 것을
느껴보자.

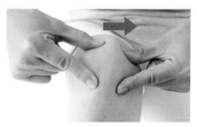

5 무릎뼈를 왼쪽으로 움직인다. 오
른쪽 손가락으로 부드럽게 뼈를
왼쪽으로 밀면 왼쪽으로 몇 ㎜정
도 움직인다.

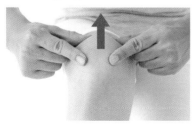

6 무릎뼈를 위로 움직인다. 좌우의
검지로 뼈를 위로 부드럽게 밀어
올린다.

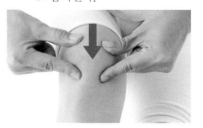

7 무릎뼈를 아래로 움직인다. 좌우
엄지로 뼈를 조금 아래로 민다.
왼쪽 무릎도 마찬가지이다.

발목 젖히기 (뒷무릎 늘이기)

기준 좌우 모두 5회씩 × 1일 2회 1세트 소요시간 2분

등근육을
곧게 편다!

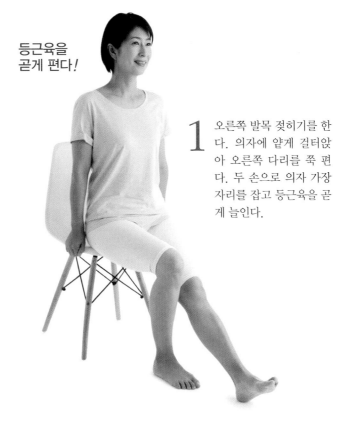

1 오른쪽 발목 젖히기를 한
다. 의자에 얕게 걸터앉
아 오른쪽 다리를 쭉 편
다. 두 손으로 의자 가장
자리를 잡고 등근육을 곧
게 늘인다.

무릎 통증이 있는 사람은 통증을 피
하기 위해 자연히 무릎을 구부린 채로
유지하기가 쉽다. 그러면 고관절도 굽
고 새우등이 된다. 절을 하듯 앞으로
숙인 자세가 많아지므로 넓적다리와
뒷무릎, 종아리가 뻣뻣하게 굳는다. 이
것이 무릎 통증을 더욱 악화시키는 원
인의 하나다.

의자에 앉아서 할 수 있는 '발목 젖히
기'는 일상생활에서 바로 실천할 수 있
다. 이 '발목 젖히기'는 뒷무릎을 늘이
는 것이 목적이다. TV를 보고 있을 때
와 같이 적은 시간을 활용해 발목젖 히
기를 하자. 꾸준히 계속하는 것이 중요
하다.

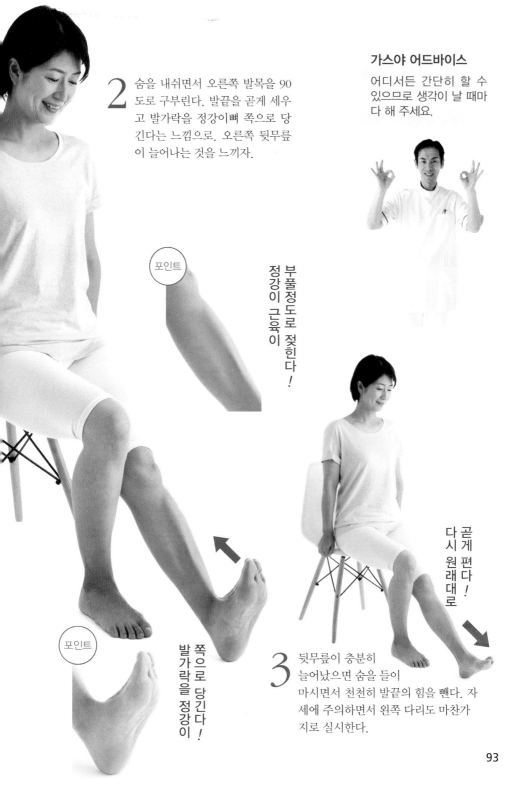

2 숨을 내쉬면서 오른쪽 발목을 90도로 구부린다. 발끝을 곧게 세우고 발가락을 정강이뼈 쪽으로 당긴다는 느낌으로. 오른쪽 뒷무릎이 늘어나는 것을 느끼자.

가스야 어드바이스

어디서든 간단히 할 수 있으므로 생각이 날 때마다 해 주세요.

포인트

부풀정도로 젖힌다 !
정강이 근육이

포인트

쪽으로 당긴다 !
발가락을 정강이

곧게 편다 !
다시 원래대로

3 뒷무릎이 충분히 늘어났으면 숨을 들이마시면서 천천히 발끝의 힘을 뺀다. 자세에 주의하면서 왼쪽 다리도 마찬가지로 실시한다.

오금근(슬와근) 누르기

기준 좌우 모두 1회씩 × 1일 2회 1세트 소요시간 2분

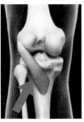

1 오금근은 넙다리뼈의 바깥쪽에서 정강이뼈 안쪽에 걸쳐있는 뒷무릎 근육이다. 이곳이 뭉치면 뒷무릎 통증의 원인이 된다.

뒷무릎 쪽에서 보면

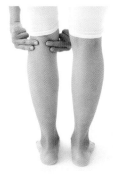

2 왼쪽 다리의 오금근을 누른다. 양손의 검지, 중지를 위중하(3장 80쪽 참조)의 양 옆에 댄다.

무릎 뒤쪽에는 오금근이라 불리는 근육이 뻗어 있다. 무릎의 바깥쪽에서 안쪽을 향해 비스듬히 뻗어있는 근육으로 무릎관절을 구부릴 때 사용한다.

이 근육이 경직되면 뒷무릎에 다양한 영향을 미친다. 안정을 취한 상태에서도 뒷무릎이 무겁고 뭉친 듯한 느낌

이 들며, 걷거나 계단을 오르내릴 때, 뒤꿈치가 땅에 닿는 순간에도 뒷무릎에 통증이 찾아오는 것이 전형적인 증상이다.

여기서 소개하는 '오금근 누르기'를 하면 뒷무릎의 통증이 가벼워지므로 꼭 실천하도록 한다.

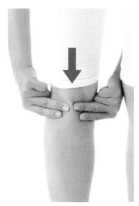

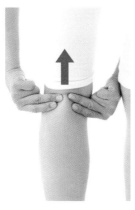

3 손가락 끝으로 뒷무릎을
꾹 눌러 통증이 느껴지면
위 방향으로 마사지를 한
다.

4 3의 손가락을 그대로 아
래쪽으로 꾹 눌러 오금근
을 자극하자.

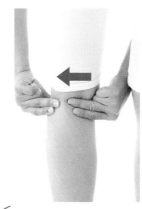

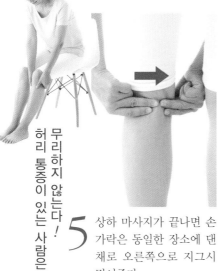

무리하지 않는다！
허리 통증이 있는 사람은

5 상하 마사지가 끝나면 손
가락은 동일한 장소에 댄
채로 오른쪽으로 지그시
밀어준다.

6 오른쪽을 눌렀다면 다음
은 왼쪽 방향으로 손가락
끝을 움직여 지그시 누른
다. 오른쪽 다리도 동일한
방법으로 행한다.

가스야 어드바이스
무릎의 둔통(鈍痛)이
서서히 치유됩니다.

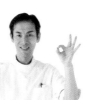

다음페이지부터는 조력근 만들기！ ➡

Step 3
가스야식 무릎 관리법②
'조력근 만들기'

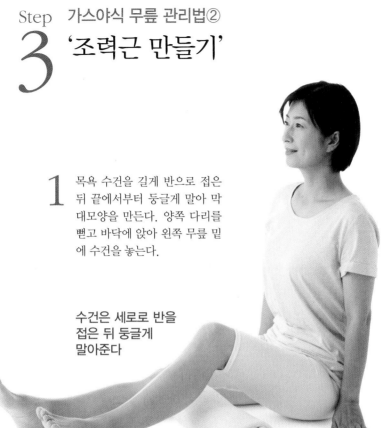

조력근 만들기
1

기준 좌우 모두 5회씩 × 1일 2회   1세트 소요시간 2분

수건 누르기

1 목욕 수건을 길게 반으로 접은 뒤 끝에서부터 둥글게 말아 막대모양을 만든다. 양쪽 다리를 뻗고 바닥에 앉아 왼쪽 무릎 밑에 수건을 놓는다.

수건은 세로로 반을 접은 뒤 둥글게 말아준다

무릎 주변에는 무릎을 도와주는 다양한 근육이 있다. 예컨대 넓적다리 앞쪽에 무릎관절의 구부렸다 펴기를 도와주는 넙다리네갈래근이 '조력근'(이것은 내가 만든 단어로 '무릎을 도와주는 근육'이란 뜻)을 대표하는 근육이다. '수건 누르기' 운동으로, 이 두껍고 큰 근육을 제대로 단련하여 무릎 통증을 경감시키자.

방법은 매우 간단하다. 무릎 밑에 둥글게 만 수건을 넣고 넓적다리의 앞쪽 근육을 의식하면서 뒷무릎으로 수건을 지그시 눌러준다. 이 운동법은 다리 자체를 움직일 필요가 없는 '조용한 근육 트레이닝'으로, 무릎관절에 부담을 주지 않으면서도 효과를 기대할 수 있다.

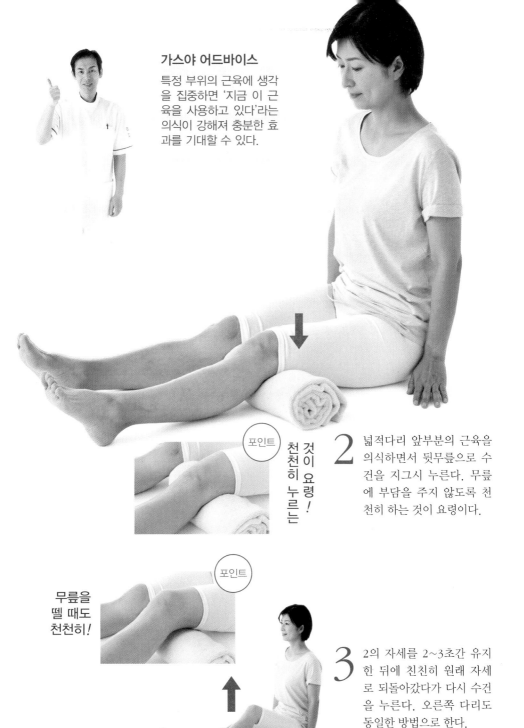

특정 부위의 근육에 생각을 집중하면 '지금 이 근육을 사용하고 있다'라는 의식이 강해져 충분한 효과를 기대할 수 있다.

포인트

것이 요령!
천천히 누르는

2 넓적다리 앞부분의 근육을 의식하면서 뒷무릎으로 수건을 지그시 누른다. 무릎에 부담을 주지 않도록 천천히 하는 것이 요령이다.

무릎을 뗄 때도 천천히!

포인트

3 2의 자세를 2~3초간 유지한 뒤에 친친히 원래 자세로 되돌아갔다가 다시 수건을 누른다. 오른쪽 다리도 동일한 방법으로 한다.

97

다리 들어올리기

기준 좌우 모두 3회씩 × 1일 2회　1세트 소요시간 2분

상반신에 힘이 들어가지 않도록 베개를 베는 것이 가장 좋다!

머리는 베개에서 떨어지지 않도록 한다!

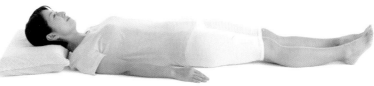

1 바닥에 누워 머리 밑에 베개를 댄다. 다리 들어올리기 운동을 하는 도중에 상반신에 힘이 들어가지 않도록 주의하자.

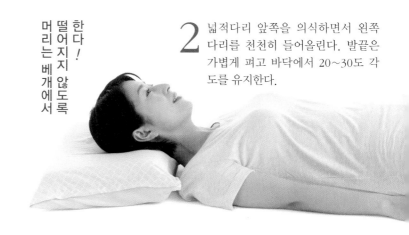

2 넓적다리 앞쪽을 의식하면서 왼쪽 다리를 천천히 들어올린다. 발끝은 가볍게 펴고 바닥에서 20~30도 각도를 유지한다.

수건 누르기에 익숙해져 수월해지면 한 단계 강도를 높여 넙다리네갈래근을 좀더 단련해 보자. 이때 적합한 운동이 '다리 들어올리기'다.

위를 향해 보며 바닥에 누워 한쪽 다리씩 들어올린다. 이때 올린 다리는 바닥에서 20~30도 각도를 유지한다. 높

이로 보자면 약 10~15센티가 기준이다. 이 위치가 넙다리네갈래근을 가장 많이 사용하므로 근육을 효율적으로 단련할 수 있다.

5초간, 다리를 들어올리고 바닥에 내릴 때도 천천히 내려 넙다리네갈래근을 자극한다.

가스야 어드바이스

천천히 들어올리고 5초
간 유지, 그리고 천천히
내리는 것이 기본이다.

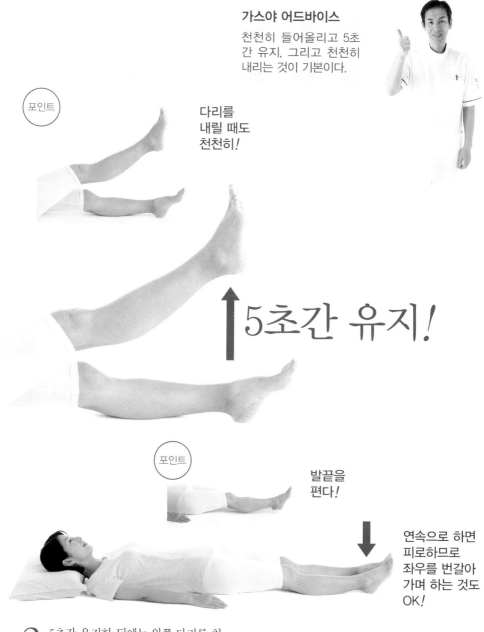

포인트

다리를
내릴 때도
천천히!

↑ **5초간 유지!**

포인트

발끝을
편다!

↓

연속으로 하면
피로하므로
좌우를 번갈아
가며 하는 것도
OK!

3 5초간 유지한 뒤에는 왼쪽 다리를 천
천히 내려 원래 위치로 되돌아간다.
이것을 3회 반복하고 오른쪽 다리도
동일하게 행한다.

베개 조이기

기준
5회 × 1일 2회 1세트 소요시간 1분

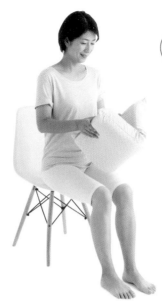

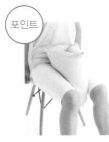

포인트

베개는 반으로 접는 것이 좋다!

1 의자에 걸터앉아 양 발바닥을 바닥에 잘 붙인다. 조금 큰 베개를 반으로 접어 넓적다리 사이에 끼운다.

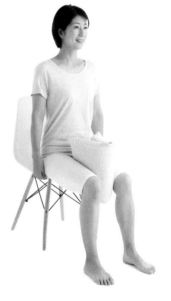

두 손으로 의자 가장자리를 잡고 등을 곧게 펴 자세를 바로 잡는다. 베개를 끼운 넓적다리 사이의 근육을 의식한다. **2**

넓적다리 안쪽에는 내전근이란 '조력근'이 있다. 넓적다리의 바깥쪽에 있는 근육과 균형을 맞추면서 다리를 곧게 바로 잡아 O다리를 방지하는 역할을 한다. O다리가 진행되어 무릎관절이 어긋나면 무릎 안쪽에 큰 부담을 주어 강한 무릎 통증이 발생한다. 이를

예방하기 위해서도 내전근을 확실히 단련해야 한다.

'베개 조이기'는 의자에 앉아 넓적다리 사이에 베개를 끼우기만 하면 되는 간단한 운동이지만 내전근을 단련하는 효과가 있다. 꼭 꾸준히 지속하도록 한다.

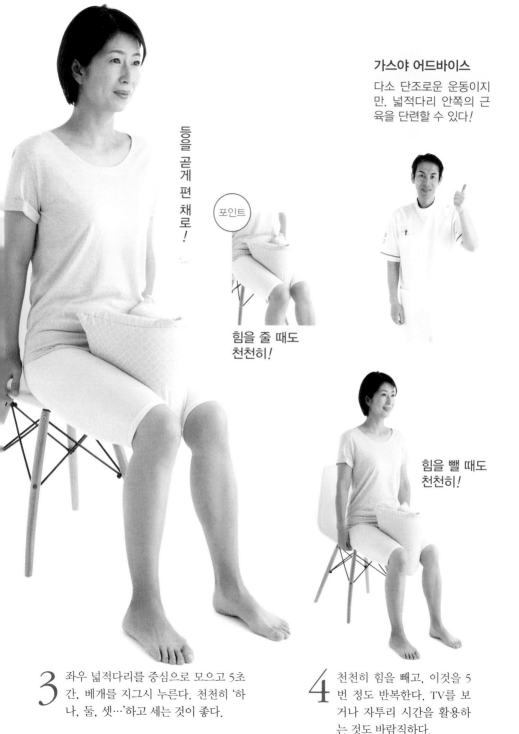

등을 곧게 편 채로!

포인트

힘을 줄 때도
천천히!

가스야 어드바이스

다소 단조로운 운동이지
만, 넓적다리 안쪽의 근
육을 단련할 수 있다!

힘을 뺄 때도
천천히!

3 좌우 넓적다리를 중심으로 모으고 5초
간, 베개를 지그시 누른다. 천천히 '하
나, 둘, 셋…'하고 세는 것이 좋다.

4 천천히 힘을 빼고, 이것을 5
번 정도 반복한다. TV를 보
거나 자투리 시간을 활용하
는 것도 바람직하다.

옆으로 누워 다리 들어올리기

기준 좌우 모두 5회씩 × 1일 2회 1세트 소요시간 3분

1 오른쪽 중전근을 단련한다. 몸의 왼쪽을 밑으로 하고 옆으로 누워 오른손을 가슴 앞에 두고 몸을 지탱한다. 양쪽 무릎은 가볍게 구부린다.

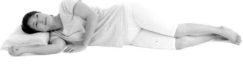

포인트

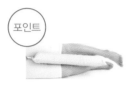

무릎이 아프지 않도록 베개를 끼운다!

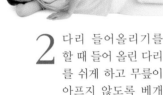

2 다리 들어올리기를 할 때 들어 올린 다리를 쉬게 하고 무릎이 아프지 않도록 베개를 양 다리 사이에 끼운다.

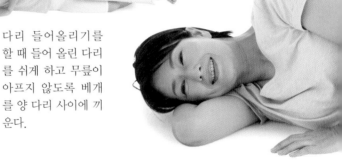

엉덩이 바깥쪽에는 중전근이란 조력근이 있어 골반과 넓적다리를 연결해 준다.

계단을 오르내릴 때나 보행 중에 한쪽 다리에만 몸무게가 실리는 순간이 있다. 이때 골반이 옆으로 벗어나지 않도록 지탱하는 것이 중전근이다. 이 근육이 약해지면 무릎관절에 통증이 생기거나 잘 엎어지게 되므로 꼭 단련하자.

'옆으로 누워 다리 들어올리기'는 옆으로 누웠을 때 위로 가는 다리를 천천히 '올렸다 내렸다'하는 운동이다. 엉덩이 바깥쪽에 있는 근육이 긴장되는 것을 느끼면서 동작을 하자.

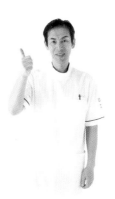

가스야 어드바이스

엉덩이 근육을 단련하면
무릎이 받는 부담이 한결
줄어든다!

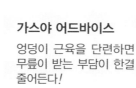

(포인트)

**30도 각도로
5초간 유지!**

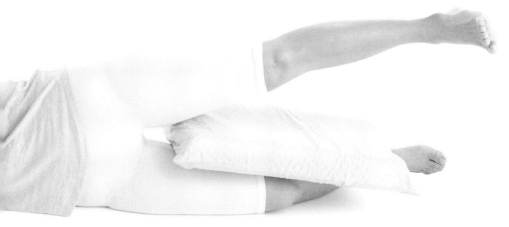

3 오른쪽 무릎을 곧게 편 채 오른
쪽 다리를 바닥에서 30도 각도까
지 천천히 들어올린다. 왼쪽 다
리의 무릎은 조금 구부려 자세를
지탱한다.

4 5초간 유지한 다음에는 오른쪽
다리를 천천히 내린다. 베개 위
에서 오른쪽 다리를 쉬게 한 다
음 다시 한번 다리를 들어올린
다. 왼쪽 다리도 동일하게 실시
한다.

**내릴 때도
천천히!**

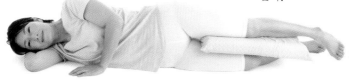

'경직 풀어주기'와 '조력근 만들기' 모두를 해낼 필요는 없다!
여러분의 무릎 통증에 따른 4가지 조합을 제안한다!

무릎 통증 감소에 효과적인 '자가뜸', '경직 풀어주기', '조력근 만들기'를 매일 무리 없이 계속할 수 있도록 무릎의 상태에 맞춰 단시간에 실천할 수 있는 '최적의 조합'을 소개한다.

패턴1은 '계단을 내려갈 때 통증을 느끼는 사람'으로, 무릎 통증이 걱정되기 시작한 사람을 위한 것이다.

패턴2는 '움직이기 시작하면 통증을 느끼는 사람'이다.

패턴3은 '안정을 취하고 있을 때 둔통을 느끼는 사람, 물이 차는 사람'이다.

패턴4는 '보행중이나 계단을 내려갈 때, 뒷무릎에 통증을 느끼는 사람'으로, 뒷무릎이 항상 무겁고 위화감이 느껴지는 사람을 위한 것이다.

네 패턴 중에서 자신의 증상에 맞춰 최적의 조합을 선택하자.

'자가뜸', '경직 풀어주기', '조력근 만들기'라는 세 가지 무릎 관리를 혼합해 실천하면 보다 효과가 있을 뿐 아니라 오래 지속할 수 있다.

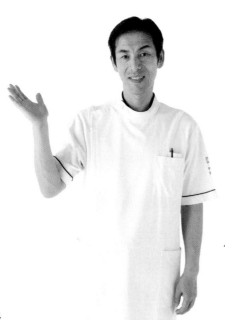

대표적인 무릎 통증을 네 가지로 분류했습니다. 여러분도 그중 어느 하나에 해당될 것입니다!

패턴 **1** 계단을 내려갈 때 통증을 느끼는 사람

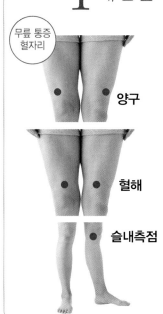

무릎 통증
혈자리

- 양구
- 혈해
- 슬내측점

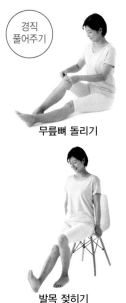

경직
풀어주기

무릎뼈 돌리기

발목 젖히기

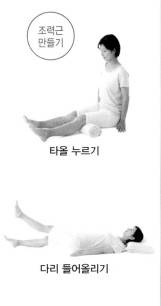

조력근
만들기

타올 누르기

다리 들어올리기

패턴 **2** 움직이기 시작하면 통증을 느끼는 사람

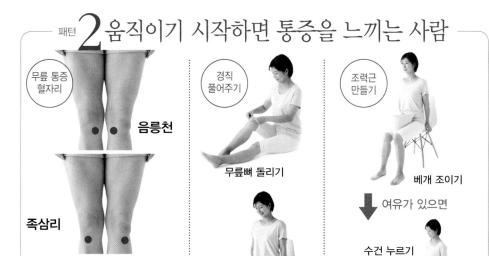

무릎 통증
혈자리

- 음릉천
- 족삼리
- 양릉천
- 위중하

경직
풀어주기

무릎뼈 돌리기

발목 젖히기

조력근
만들기

베개 조이기

↓ 여유가 있으면

수건 누르기

다리 들어올리기

패턴 **3** 안정을 취하고 있을 때 둔통이 있는 사람, 물이 차는 사람

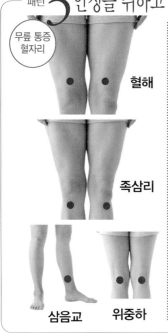

무릎 통증 혈자리

혈해

족삼리

삼음교   위중하

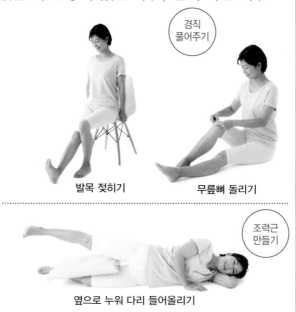

경직 풀어주기

발목 젖히기   무릎뼈 돌리기

조력근 만들기

옆으로 누워 다리 들어올리기

패턴 **4** 뒷무릎에 통증을 느끼는 사람

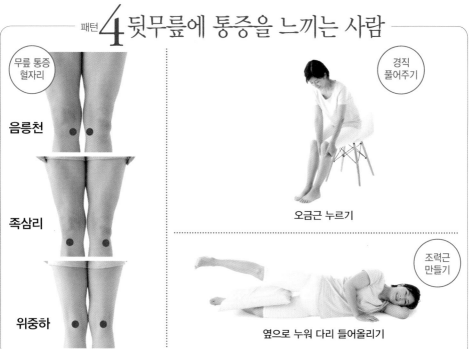

무릎 통증 혈자리

음릉천

족삼리

위중하

경직 풀어주기

오금근 누르기

조력근 만들기

옆으로 누워 다리 들어올리기

다음페이지부터는 통증 감소 워킹! ➡

Step 5 가스야식 무릎 관리법③
통증 감소 워킹

등근육을
곧게!

무릎 통증이
있는 환자는
걸을 때 대체로
새우등이
됩니다.

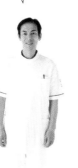

뒤꿈치부터
땅에 딛는다!

무릎 통증을 느끼는 환자는 서거나 걸을 때 자세가 새우등이 되는 경우가 많은 것으로 알려져 있다. 그러면 새우등이 되면 고관절과 무릎이 구부러져 무릎 통증을 유발하며 넘어지기 쉬워 위험하다.

새우등이 되는 이유는 몸 전체의 근육량이 감소하고 있기 때문이다. 매일의 생활 속에서 가능한 한 등근육을 곧게 하고 가슴을 편다. 걸을 때는 뒤꿈치부터 지면에 닿도록 한다.

단, 좋은 자세를 유지하는 것은 근육을 사용하기 때문에 피로를 느낄 수 있다. 그래서 TV를 보는 동안 5분 정도, 하루 중에 몇 번인가 아름다운 자세를 의식적으로 유지하자. 거리의 쇼윈도에 비친 자신의 모습을 확인하는 것도 추천한다.

새우등을 개선하는 '만세 체조'

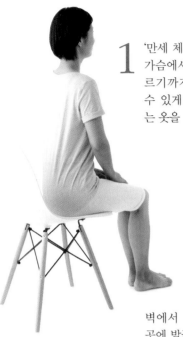

1 '만세 체조' 준비를 한다. 가슴에서 등, 허리에 이르기까지 몸이 잘 펴질 수 있게 몸을 조이지 않는 옷을 착용한다.

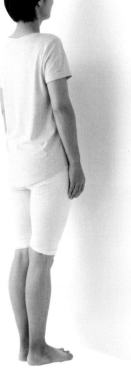

등줄기를 곧게 편다!

벽에서 10센티미터 정도 떨어진 곳에 발끝이 오도록 하고 선다. 등을 쭉 펴고 턱을 당긴다. 발바닥으로 바닥을 단단히 지탱한다. 2

허리 통증이 있으면 자세가 앞으로 기울어 등에서 허리에 걸친 근육이 뻣뻣하게 굳게 된다. 가능한 한 등을 뒤로 젖혀 앞으로 기울어 있는 골반을 뒤로 기울도록 스트레칭을 해주는 동작이다.

하지만 무릎이 아프면 등을 곧게 펴기가 어려워 충분한 스트레칭이 불가능하다. 그런 사람에게는 벽을 이용한 이 '만세 체조'를 추천한다.

벽에서 10센티미터 정도 떨어져 서서 양쪽 손바닥을 벽에 댄다. 손을 가능한 한 높이 들어 올려 견갑골에서 옆구리까지 스트레칭을 해준다. 무리하지 않고도 등[背]근육이 펴지므로 기분도 좋고 이 체조라면 즐기면서 계속할 수 있다.

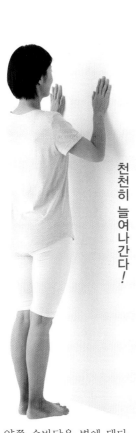

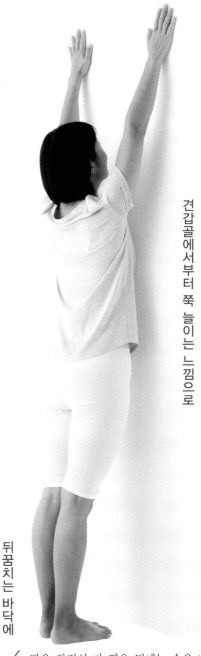

천천히 늘여나간다!

견갑골에서부터 쭉 늘이는 느낌으로

뒤꿈치는 바닥에

3 양쪽 손바닥을 벽에 댄다. 이 때 손과 손의 간격은 어깨너비 정도로 벌려준다. 그 상태에서 천천히 위로 팔을 뻗는다.

4 팔을 완전히 다 뻗은 뒤에는 숨을 내쉬 면서 등이 펴지는 것을 의식하며 4~5초 정도 유지한다.

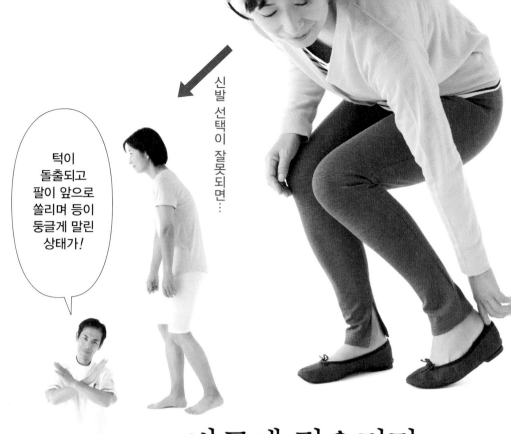

턱이
돌출되고
팔이 앞으로
쏠리며 등이
둥글게 말린
상태가!

신발 선택이 잘못되면…

통증 감소 워킹 ② 바르게 걸으려면 올바른 신발 선택부터!

무릎 통증이 있는 사람은 발의 냉증으로 고생하는 경우가 많은데 양말을 이중, 삼중으로 겹쳐 신는 사람도 적지 않다. 그런데 신발은 기존의 것을 신어야 하므로 사이즈가 맞지 않아 신발 속에서 발이 강한 압박을 받게 된다.

신발이 맞지 않으면 발바닥에 굳은 살이 베기거나 무지외반증에 걸리기도

하며 걸을 때 자세가 무너져 새우등이 된다. 무릎의 관절도 경직되어 무릎 통증을 유발하는 원인이 되기도 한다.

통증 감소 워킹의 기본은 올바른 신발 선택이다. 고로 양말을 겹쳐 신는 사람은 그만큼 넉넉한 사이즈로 바꾸는 등 자신의 다리 상태에 맞는 신발을 선택하자.

무릎에 좋은 걷기는 엄지발가락에 몸무게를 싣는 것!

통증 감소 워킹 3

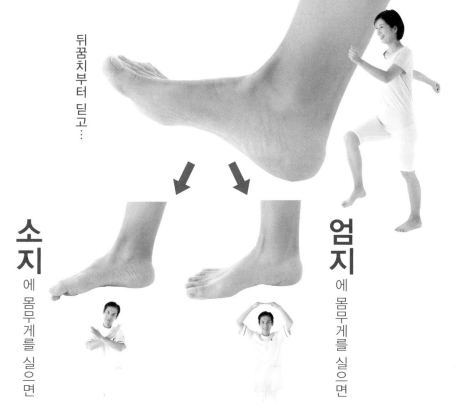

뒤꿈치부터 딛고…

소지 에 몸무게를 실으면

엄지 에 몸무게를 실으면

다리의 근력을 유지하는 데 걷기는 매우 중요하다. 무릎에 좋은 보행 방법을 익히고 무리 없이 걸음 수를 늘리도록 하자.

걸을 때는 먼저, 뒤꿈치부터 땅에 디디도록 한다. 그리고 이어서 발가락 끝으로 몸무게를 이동시키는데, 이때 엄지발가락 쪽에 중심을 싣도록 한다. 새끼발가락 쪽으로 중심을 실으면 O다리를 초래하여 무릎 통증의 원인이 된다. 항상 의식적으로 뒤꿈치에서 엄지발가락 방향으로 몸무게를 이동시킨다.

이따금 신발의 바닥 면을 체크하는 것도 중요하다. 신발 뒤꿈치의 바깥쪽이 닳았다는 것은 새끼발가락에 중심이 실린다는 증거다.

하루에 걷는 걸음 수는 8000보를 기준으로!

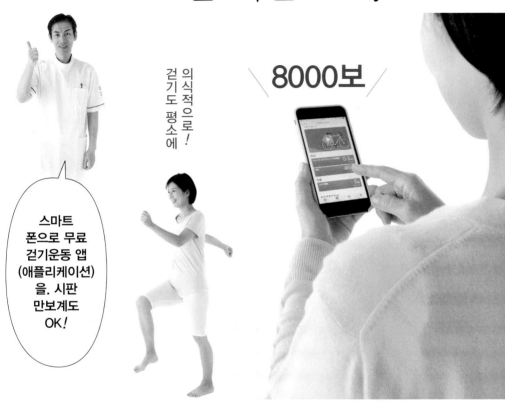

의식적으로! 걷기도 평소에

8000보

스마트 폰으로 무료 걷기운동 앱 (애플리케이션) 을. 시판 만보계도 OK!

건강한 몸을 유지하는 데 필요한 1일 걸음 수는 60세 이하인 사람은 8000보 정도, 60~70세인 사람은 6000~7000 보 정도라고 한다. 70대에 하루 5000 보를 걷는다면 무릎관절의 상태가 그렇게 나쁘지 않은 것이다. 현 상태를 유지할 수 있게 노력하자.

무릎이 아파서 전혀 걷지 않는 사람의 경우, 우선 하루 평균 걸음 수를 확인하자. 스마트폰으로 무료 앱 등을 다운받으면 쉽게 알 수 있다.

만일 자신의 하루 평균 걸음 수가 적다면 6개월마다 50보씩 걸음 수를 늘려 이상적인 걸음 수에 다가갈 수 있도록 노력하자.

무릎에 고통을 주지 않고 계단을 내려가는 방법은?

1

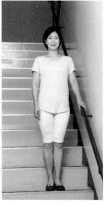

왼쪽 무릎이 아픈 경우, 계단의 왼쪽에 몸을 붙이고 왼손으로 난간을 잡는다.

2

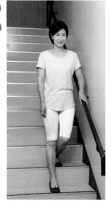

난간에 왼손을 두고 몸을 지탱하면서 오른쪽 다리를 한 계단 아래로 내린다. 몸무게를 오른쪽 다리에 싣고 몸을 안정시킨다.

3

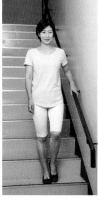

천천히 왼쪽 다리를 내리고 오른쪽 다리도 내려 나란히 선다. 몸의 균형을 안정시키고 나서 오른쪽 다리를 내리자.

절대로 서두르지 말고! 난간을 잡고 반드시 한 계단씩.

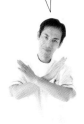

　무릎 통증이 있는 사람은 계단을 오르내리는 것이 압도적으로 괴롭기 마련이다. 지하철역 등의 공공시설에서는 내려가는 에스컬레이터가 적기 때문에 고생하는 사람이 많을 것이다. 통증이 강할 때는 엘리베이터를 사용하는 것도 어쩔 수 없지만, 근력을 약화시키지 않기 위해 무리하지 않는 범위에서는 계단에 도전하자.

　무릎에 고통을 주지 않고 계단을 내려가려면 아프지 않은 쪽 다리를 먼저 내리고 몸무게를 단단히 지탱한다. 이어서 아픈 쪽 다리를 한 계단 내려 양발을 나란히 하고 선다. 난간을 단단히 쥐고 반드시 한계단한계단 천천히 정성들여 내려가는 것이 포인트다.

지팡이나 보호대에
너무 의존하지 않도록!

무리하지
않는 범위에서
밖으로 나가
바르게 걷는
것이 중요!

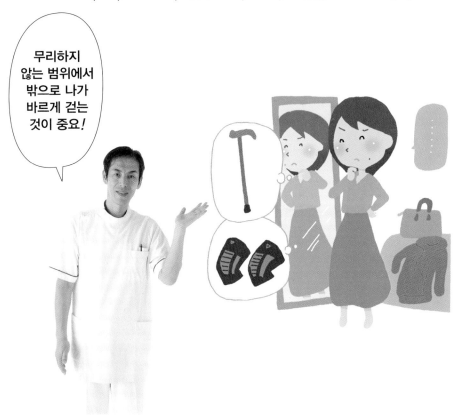

한번, 심한 무릎 통증을 경험하고 나면 공포심이 생겨 지팡이에 의존하는 사람이 적지 않다. 하지만 지팡이를 계속 사용하면 자세가 변해 허리 통증과 고관절 통증이 생기기도 하므로 필요 이상으로 의존하지 않는 것이 바람직하다. '자가뜸'으로 적절한 자극을 주면서 무릎관절을 움직이면 자신의 다리에 자신감이 붙는다.

실내나 평지에서는 사용하지 않는 등 너무 의존하지 않도록 주의하자.

Step 6

너무 무리하면 악화된다
'가스야식 무릎 관리법'은 조금 부족한 듯하기!

무리 없는 스트레칭이나 운동 습관을 들이면 무릎관절 주변의 근육과 인대 등이 부드러워져 확실히 무릎 통증이 감소한다.

그러면 걷기도 즐거워지고 좀더 운동을 하고 싶은 기분이 강해진다. 그때 갑자기 스포츠클럽이나 수영장에 다닐 것이 아니라 우선 일상생활의 연 선상에서 운동량을 늘이도록 한다. 버스 정류장을 한정거장 전에 내려 걷는 등 하루의 평균 보행 수 늘리기를 추천한다.

넓적다리의 근력을 붙이기 위해 계단을 이용하는 방법도 있지만 무릎이 아플 때는 무리를 하지 말고 계단은 오르기만 하는 등 운동량을 적절하게 조절하자. 조금 부족한 듯하는 것이 중요하다.

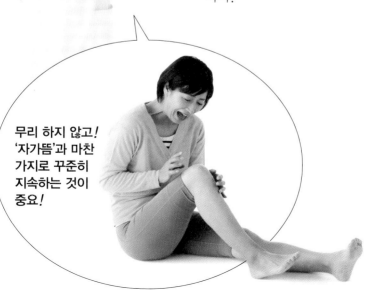

무리 하지 않고! '자가뜸'과 마찬가지로 꾸준히 지속하는 것이 중요!

침구원, 정형외과와
잘 지내는 법

　나는 침구사이므로 여러분이 무릎 통증으로 고생하고 있다면, 가능한 한 한번쯤 침구원에 방문해 보길 바라는 마음이 크다.

　정형외과 의원과 달리 침구원은 그다지 일반에게 알려지지 않았으므로 기본적인 치료 내용을 간단히 설명하고자 한다. 침구 치료 방법은 크게 3가지 유형으로 나뉜다.

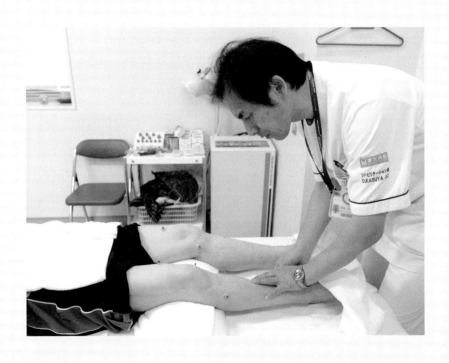

① 서양의학적(해부학, 생리학) 이론을 가지고 치료를 계획하는 방법

② 예로부터 전해지는 동양의학적 이론에 기초해 치료를 계획하는 방법

③ ①과 ②의 방법을 혼합하여 치료를 계획하는 방법

환자의 증상에 따라 침구사는 이러한 방법들을 활용한다.

환자의 입장에서는 자신의 몸을 전적으로 침구사에게 맡겨야 하므로 좋은 침구사를 만나고 싶은 생각이 드는 것은 당연하다. 그래서 추천할만한 침구원을 발견하는 포인트를 소개하겠다.

❶ 실제 평판이 좋다

인터넷 포털 사이트들을 보면 다양한 침구원을 소개하면서 입소문이나 평판 등이 실려 있다. 하지만 이런 정보는 진짜 환자들이 쓴 것인지를 확인할 수가 없기 때문에 친구나 지인 등 신뢰할 수 있는 사람으로부터 듣는 실제 평판이어야 안심할 수 있다.

❷ 침구 치료 이외에 셀프케어 지도나 일상생활상의 주의점을 세심하게 가르쳐준다

침을 놓고 뜸을 뜨는 것 외에도 일상생활에서는 어떤 것을 주의해야 하는지 세심하고 쉽게 설명해 주는 침구사의 신뢰도가 높을 수밖에 없다. 구두 설명에 그치지 않고 팸플릿 등을 이용해 설명해 주는 곳이라면 더 좋은 침구원이라고 생각한다.

❸ 프로 선수의 스포츠 트레이너를 겸하고 있다

프로 스포츠 선수의 트레이너를 하고 있는 침구사는 기술이나 지식이 높은 수준이다. 일반인도 안심하고 치료받을 수 있을 것이다.

❹ 침구학회나 단체가 인정하는 자격을 취득한 침구사

일본의 침구학회나 단체는 '인정 침구사' 제도를 만들어 침구사의 수준 향상을 도모하고 있다. '인정 침구사' 자격을 취

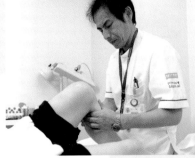

좋은 침구원을 선택하는 방법

01 실제 입소문의 평판이 좋다

02 침구 치료 이외에 셀프케어의 지도나 일상생활의
주의점을 이해하기 쉽게 가르쳐 준다

03 프로 운동선수들의 트레이너를 겸하고 있다

04 침구사가 침구학회나 단체의 '인정 침구사' 자격을
취득했다

05 의료기관(병원이나 진료소)과 제휴하고 있다

06 치료원의 청결도(시트나 목욕 수건 등), 침의 관리,
시술자의 손 소독, 환부의 소독 등을 철저하게 한다

좋은 정형외과를 선택하는 방법

01 진료를 할 때 문진이나 촉진을 꼼꼼히 하고 무릎의 통증에
대해 이해하기 쉽게 설명해 준다

02 약 수첩을 확인하고, 진통제의 부작용과 셀프케어 지도를
해 준다

03 의사가 민간요법(정체나 침구, 도수치료 등)을 부정하지
않는다

득한 사람은 매년, 연수나 학회에 참가해 새로운 지식을 얻고 치료하기 때문에 보다 전문성이 높다고 할 수 있다. 침구원 홈페이지를 보고 자격 여부를 확인하는 것도 추천한다.

❺ 의료기관과 제휴하고 있다

의료기관(병원이나 진료소)과 제휴하고 있는 침구원은 의사의 신뢰를 얻고 있다는 점에서 안심할 수 있다.

이밖에 실제로 치료 현장을 보고 판단할 수도 있다. 좋은 침구원인지 아닌지를 보려면 침구원이 있는 건물의 규모나 설비 등과 같은 외형적인 것보다 위생적인 면을 고려하고 있는지가 관건이다.

실내의 청소 상태, 시트나 수건 상태가 청결한지, 침의 관리(1회용 침을 사용하고 있는가)가 잘되고 있는지, 시술자의 손 소독이나 환부의 소독 등을 눈여겨보자. 침구사의 위생 관념은 시술 당시의 철저한 소독으로 판단할 수 있다.

자세하게 설명해 주는 의사를 선택하자

무릎 통증으로 정형외과를 찾는 경우도 가능하면 좋은 의사를 만나고 싶을 것이다. 좋은 정형외과 의사를 구분하는 방법을 소개하겠다.

❶ 진찰을 할 때 꼼꼼하게 문진과 촉진을 하고 무릎의 통증이 왜 생기는지, 체조 등의 스스로 할 수 있는 관리를 자세하게 설명해 주는 의사를 선택하도록 한다.

엑스레이 사진을 보며 '관절의 변형이 보입니다. 나이 때문 즉 노화로 인한 것입니다'라는 말만 하고 이후에 찜질과 약만을 처방하는 의사는 바람직하지 않다.

❷ 약 수첩을 확인하고, 진통제의 부작용에 관해 지도하는 의사를 추천한다. 진통제에는 부작용이 있으므로 정확하게 설명을 받아야 한다.

❸ 민간요법(안마, 추나, 지압, 침구, 도수치료 등)을 바로 부정하는 의사는 추천할 수 없다.

'자가뜸[自宅灸]'을 습관화하면
심한 무릎 통증도 해소할 수 있다!

나는 오랜 세월, 치료 현장에서 무릎 통증으로 고생하는 환자들을 만나왔다.

'항상 무릎에 위화감이 있어 불편을 겪고 있습니다'라며 병원을 찾는 환자는 대체로 40~50대로, 65세가 넘으면 무릎을 꿇고 앉을 수 없다거나 계단을 오르내리기가 힘들다는 등 무릎 통증 증상이 더욱 증가한다. 그리고 확실히 말할 수 있는 것은 여성 환자가 압도적으로 많다는 것이다.

사실, 최근의 여성 환자들 체형을 보면 비만이 문제인 사람뿐 아니라 조금 마른 듯한 사람(최근 증가하고 있다)도 걱정이 된다. 왜냐하면, 조금 말라 보이는 사람은 운동부족으로 인해 젊은 나이에도 근육이 많지 않기 때문에 이런 경우는 추후의 무릎 통증이 걱정된다.

또한 여성의 나쁜 자세도 무릎 통증으로 이어진다. 새우등인 사람은 자연히 고관절이 굽기 때문에 무릎관절에도 악영향을 주어 쉽게 넘어지는 경향이 있다. 최근에는 스마트폰과 PC의 지나친 사용 탓에 고령자뿐 아니라 40~50대에서도 새우등을 흔하게 볼 수 있다. 앞으로 점점, 여성 무릎 통증 환자가 증가할 것임을 예측하기가 어렵지 않다.

무릎 통증 치료 방법으로는 무릎에 고인 물(=관절액)을 뺄 뿐 아니라 관절액 성분인 히알루론산을 주사로 보충, 무릎관절의 움직임을 부드럽게 하는 방법이 알려져 있다. 무릎관절이 아파서 일상생활을 할 수 없고 안정을 취하며 가만히 누워 있을 때도 통증이 계속되어 몸을 뒤척이기만 해도 통증을 느끼는 사람의 경우는 수술을 검토하기도 한다.

수술의 여부는 환자의 연령과 남아 있는 근육의 정도 등 다양한 상황을 고려하여 주치의가 판단한다. 하지만 수술을 할 것인지를 판단해야 할 입장이 되었을 때, 아마도 대부분은 '수술 이외의 방법은 없을까?', '자신의 노력으로 어떻게든 극복해 보고 싶다' 등등의 생각을 하게 되지 않을까?

이렇게 수술을 할 것인지의 여부를 고민하는 입장이 되기 조금 전 단계에서 꼭 '자가뜸'을 활용해 보기를 추천한다.

뜸의 특징은 즉효성에 있다. 온열 자극으로 혈액 순환이 개선되고 노폐물도 배출된다. 이 책에서 소개한 기적의 혈자리에 뜸을 뜨기만 하면 '아,

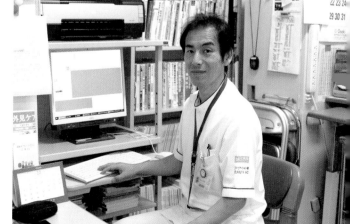

무릎이 잘 움직이네' 하고 바로 느낄 수 있을 것이다. 그때까지 부엌에서 5분도 채 서있지 못했던 사람이 오랜 시간 서있었다는 것을 문득 깨닫게 되거나 집안일이 쉬워지는 등 가까운 곳에서 변화를 느껴 자신감을 얻게 될 것이다. 이 작은 한 걸음이 중요하며, 매일의 '자가뜸'도 뜸의 장점을 체험하기 때문에 오래 지속하고 실천할 수 있는 것이다.

무릎 통증은 그대로 방치하면 나이와 함께 확실히 악화되는 진행성 질병이다.

하지만 '자가뜸'을 하면서 스스로 노력해서 스트레칭을 하거나 근육 트레이닝을 하면 반드시 좋아질 것이다. '스스로 치유한다'는 마음이 매우 큰 힘을 지니고 있다는 점을 꼭 깨닫기를 바란다.

여성은 가사 일과 업무로 바빠서 자신의 몸까지 챙길 여유가 없는 경우도 있을 것이다. 하지만 무릎 통증에 관해서는 뒷전으로 미루지 말고 바로 행동을 시작하자. 빠르면 빠를수록 무릎관절의 연골을 지킬 수 있으며 무엇보다도 활동적인 상태를 유지할 수 있다. 꼭 80세가 혹은 90세가 되어도 자신의 다리로 건강하게 계속 걷기를 바라는 마음으로 이 책을 만들었다. 무릎 통증으로 고생하는 사람들에게 적으나마 도움이 된다면 큰 기쁨이겠다.

가스야 다이치

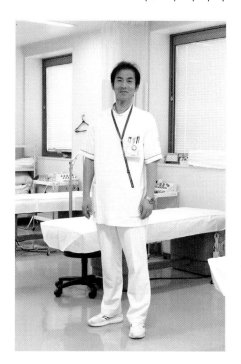

동경대병원 침구 명의가 '자가뜸' 처음 전수

무릎 통증은 뜸을 뜨면 사라진다!

2020년 4월 13일 1판 1쇄 발행

지은이　가스야 다이치(粕谷大智)
옮긴이　이주관(한의사) 이진원

발행인　최봉규
발행처　청홍(지상사)
출판등록　1999년 1월 27일 제2017-000074호

주소　서울 용산구 효창원로64길 6(효창동) 일진빌딩 2층
우편번호　04317
전화번호　02)3453-6111　팩시밀리　02)3452-1440
홈페이지　www.cheonghong.com
이메일　jhj-9020@hanmail.net

한국어판 출판권 ⓒ 청홍(지상사), 2020
ISBN　978-89-90116-04-8　03510

이 도서의 국립중앙도서관 출판시도서목록(CIP)은 e-CIP홈페이지(http://www.nl.go.kr/ecip)와
국가자료공동목록시스템(http://www.nl.go.kr/kolisnet)에서 이용하실 수 있습니다.
(CIP제어번호: CIP2020009236)

한의학 교실
네모토 유키오 | 장은정 이주관

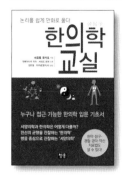

한의학의 기본 개념에는 기와 음양론 오행설이 있다. 기라는 말은 기운 기력 끈기 등과 같이 인간의 마음 상태나 건강 상태를 나타내는 여러 가지 말에 사용되고 있다. 행동에도 기가 관련되어 있다. 무언가를 하려면 일단 하고 싶은 기분이 들어야한다.

값 16,500원 신국판(153*224) 256쪽
ISBN978-89-90116-95-6 2019/9 발행

치매 걸린 뇌도 좋아지는 두뇌 체조
가와시마 류타 | 오시연

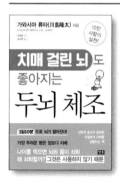

이 책을 집어 든 여러분도 '어쩔 수 없는 일'이라고 받아들이는 한편으로 해가 갈수록 심해지는 이 현상을 그냥 둬도 될지 불안해 할 것이다. 요즘 가장 두려운 병은 암보다 치매라고 한다. 치매, 또는 인지증(認知症)이라고 불리는 이 병은 뇌세포가 죽거나 활동이 둔화하여 발생한다.

값 12,800원 신국판변형(153*210) 120쪽
ISBN978-89-90116-84-0 2018/11 발행

치매 걸린 뇌도 좋아지는 두뇌 체조 드릴drill
가와시마 류타 | 이주관 오시연

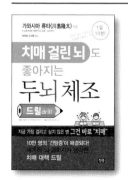

너무 어려운 문제에도 활발하게 반응하지 않는다. 단순한 숫자나 기호를 이용하여 적당히 어려운 계산과 암기 문제를 최대한 빨리 푸는 것이 뇌를 가장 활성화한다. 나이를 먹는다는 것은 '나'라는 역사를 쌓아가는 행위이며 본래 인간으로서의 발달과 성장을 촉진하는 것이다.

값 12,800원 신국판변형(153*210) 128쪽
ISBN978-89-90116-97-0 2019/10 발행

경락경혈 피로 처방전

후나미즈 타카히로 │ 권승원

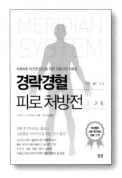

경락에는 몸을 종으로 흐르는 큰 경맥과 경맥에서 갈려져 횡으로 주행하는 낙맥이 있다. 또한 경맥에는 정경이라는 장부와 깊은 관련성을 가지는 중요한 12개의 경락이 있다. 장부란 한의학에서 생각하는 몸의 기능을 각 신체 장기에 적용시킨 것이다.

값 15,400원 국판(148*210) 224쪽
ISBN978-89-90116-94-9 2019/9 발행

脈診術 맥진술

오사다 유미에 │ 이주관 전지혜

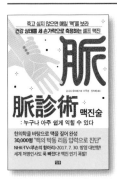

사람들이 일상생활 속에서 스스로 혈류 상태를 확인할 수 있는 단 한 가지 방법이 있다. 그것은 바로 '맥진'이다. 맥진으로 맥이 빠른지 느린지, 강한지 약한지 또는 깊은지 얕은지를 알 수 있다. 이 책의 목적은 맥진으로 정보를 읽어 들이는 방법을 소개한 책이다.

값 14,700원 국판(148*210) 192쪽
ISBN978-89-90116-07-9 2019/9 발행

만지면 알 수 있는 복진 입문

히라지 하루미 │ 이주관 장은정

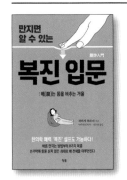

한의학은 중국 고래의 의술로 종합적으로 조합해 치료한다. 탕액인 한약과 침과 뜸인 침구, 안마, 양생 등이다. 그중에서도 양생은 식사, 수면, 마음가짐, 성생활, 입욕, 의복과 주거 등 모든 일상생활을 포함하는데, '첫째가 양생, 둘째가 약'이라는 말이 있을 정도다.

값 15,800원 국판(148*210) 216쪽
ISBN978-89-90116-08-6 2019/8 발행

혈관을 단련시키면 건강해진다

이케타니 토시로 | 권승원

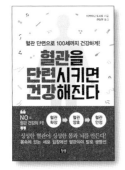

이 책은 단순히 '어떤 운동, 어떤 음식이 혈관 건강에 좋다'를 이야기하지 않는다. 동양의학의 고유 개념인 '미병'에서 출발하여 다른 뭔가 이상한 신체의 불편감이 있다면 혈관이 쇠약해지고 있는 사인임을 인지하길 바란다고 적고 있다. 또한 관리법이 총망라되어 있다.

값 13,700원 사륙판(128*188) 228쪽
ISBN978-89-90116-82-6 2018/6 발행

혈압을 낮추는 최강의 방법

와타나베 요시히코 | 이주관 전지혜

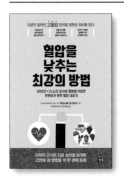

저자는 고혈압 전문의로서 오랜 임상 시험은 물론이고 30년간 자신의 혈압 실측 데이터와 환자들의 실측 데이터 그리고 다양한 연구 논문의 결과를 책에 담았다. 또 직접 자신 혈압을 재왔기 때문에 혈압의 본질도 알 수 있었다. 꼭 읽어보고 실천하여 혈압을 낮추길 바란다.

값 15,000원 국판(148*210) 256쪽
ISBN978-89-90116-89-5 2019/3 발행

플로차트 한약치료2

니미 마사노리 | 권승원

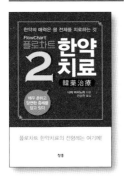

기본 처방에 해당되는 것을 사용하면 될 것을 더 좋은 처방이 없는지 고민한다. 선후배들이 그런 일로 일상 진료에 고통을 받는 것을 자주 목격했다. 2권은 바로 매우 흔하고, 당연한 증례를 담고 있다. 1권을 통해 당연한 상황에 바로 낼 수 있는 처방이 제시되었다.

값 19,500원 사륙변형판(120*188) 256쪽
ISBN 978-89-90116-87-1 2019/2 발행

공복 최고의 약

아오키 아츠시 │ 이주관 이진원

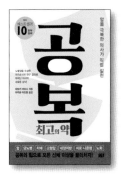

저자는 생활습관병 환자의 치료를 통해 얻은 경험과 지식을 바탕으로 다음과 같은 고민을 하게 되었다. "어떤 식사를 해야 가장 무리 없이, 스트레스를 받지 않으며 질병을 멀리할 수 있을까?" 그 결과, 도달한 답이 '공복'의 힘을 활용하는 방법이었다.

값 14,800원 국판(148*210) 208쪽
ISBN978-89-90116-00-0 2019/11 발행

영양제 처방을 말하다

미야자와 겐지 │ 김민정

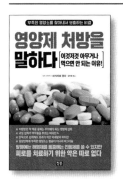

인간은 종속영양생물이며, 영양이 없이는 살아갈 수 없다. 그렇기 때문에 영양소가 과부족인 원인을 밝혀내다 보면 어느 곳의 대사회로가 멈춰 있는지 찾아낼 수 있다. 영양소에 대한 정보를 충분히 활용하여 멈춰 있는 회로를 다각도에서 접근하여 개선하는 것에 있다.

값 14,000원 국판(148*210) 208쪽
ISBN978-89-90116-05-5 2020/2 발행

얼굴을 보면 숨은 병이 보인다

미우라 나오키 │ 이주관 오승민

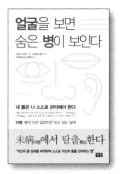

미우라 클리닉 원장인 미우라 나오키 씨는 "이 책을 읽고 보다 많은 사람이 자신의 몸에 관심을 가졌으면 하는 바람입니다. 그리고 이 책이 자신의 몸 상태를 파악하여 스스로 자신의 몸을 관리하는 방법을 배우는 계기가 된다면 이보다 더 큰 기쁨은 없을 것"이라고 했다.

값 13,000원 신국판(153*225) 168쪽
ISBN978-89-90116-85-7 2019/1 발행